# Nagelpsoriasis

Diagnose und Therapie

Margrit Anne Brinkmann

22 Abbildungen, 70 Tabellen

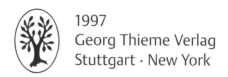

1997
Georg Thieme Verlag
Stuttgart · New York

Dr. med. M. A. Brinkmann
Gemeinschaftspraxis für Dermatologie,
Venerologie, Allergologie und Umweltmedizin
A.-K. Schmoll/Dr. med. M. Schmoll
Stau 19
26122 Oldenburg

Umschlaggrafik:
Martina Berge, Erbach/Ernsbach

*Die Deutsche Bibliothek – CIP-Einheitsaufnahme*

*Brinkmann, Margrit Anne:*
Nagelpsoriasis : Diagnose und Therapie ; 70 Tabellen /
Margrit Anne Brinkmann. – Stuttgart ; New York :
Thieme, 1997

© 1997 Georg Thieme Verlag,
Rüdigerstraße 14, D-70469 Stuttgart
Printed in Germany
Satz und Druck: Druckhaus Götz GmbH, Ludwigsburg
Gesetzt auf CCS Textline (Linotronic 630)

**Wichtiger Hinweis:**

Wie jede Wissenschaft ist die Medizin ständigen Entwicklungen unterworfen. Forschung und klinische Erfahrung erweitern unsere Erkenntnisse, insbesondere was Behandlung und medikamentöse Therapie anbelangt. Soweit in diesem Werk eine Dosierung oder eine Applikation erwähnt wird, darf der Leser zwar darauf vertrauen, daß Autoren, Herausgeber und Verlag große Sorgfalt darauf verwandt haben, daß diese Angabe **dem Wissensstand bei Fertigstellung des Werkes** entspricht.

Für Angaben über Dosierungsanweisungen und Applikationsformen kann vom Verlag jedoch keine Gewähr übernommen werden. **Jeder Benutzer ist angehalten,** durch sorgfältige Prüfung der Beipackzettel der verwendeten Präparate und gegebenenfalls nach Konsultation eines Spezialisten festzustellen, ob die dort gegebene Empfehlung für Dosierungen oder die Beachtung von Kontraindikationen gegenüber der Angabe in diesem Buch abweicht. Eine solche Prüfung ist besonders wichtig bei selten verwendeten Präparaten oder solchen, die neu auf den Markt gebracht worden sind. **Jede Dosierung oder Applikation erfolgt auf eigene Gefahr des Benutzers.** Autoren und Verlag appellieren an jeden Benutzer, ihm etwa auffallende Ungenauigkeiten dem Verlag mitzuteilen.

ISBN 3-13-109111-8

1 2 3 4 5 6

*Meinen Eltern*
*sowie*
*meiner Schwester Gerda*
*und*
*meinem Bruder Hartwig*
*gewidmet*

# Vorwort

Die erfolglose Therapie der Nagelpsoriasis und die damit verbundene Resignation sowohl von seiten der Patienten als auch der behandelnden Ärzte, jemals für diese spezielle Erkrankung eine befriedigende und nebenwirkungsarme Therapieform zu finden, waren ausschlaggebend, mich intensiver mit dem Problem der Nagelpsoriasis zu beschäftigen.

Es ist erstaunlich, daß bis zum jetzigen Zeitpunkt der Nagelpsoriasis so wenig Beachtung geschenkt wurde, obwohl diese Erkrankung mit einer Morbidität von 0,5 – 1 % zu einer der häufigsten Erkrankungen weltweit zählt.

Durch meine Tätigkeit mit Betroffenen konnte ich feststellen, daß ein Großteil dieser Patienten die Nagelpsoriasis nicht als eine Banalität, sondern als echtes Handicap in unserer stets nach Perfektion und Makellosigkeit strebenden Gesellschaft ansieht.

Aus diesen Gründen fand ich es an der Zeit, dem praktisch tätigen Arzt mehr Wissen über die Nagelpsoriasis, insbesondere über die Einflußfaktoren zu vermitteln und ihm darüber hinaus eine praktikable und effektive Methode in der Behandlung der Nagelpsoriasis an die Hand zu geben.

Ich verstehe dieses Buch als Wegweiser für den Arzt, seine bisherige resignierende Passivität im Umgang mit Nagelpsoriatikern und deren Behandlung in eine produktive Aktivität umzuwandeln. So kann jedem Nagelpsoriatiker die berechtigte Hoffnung auf eine effektive Auseinandersetzung mit seiner Erkrankung und eine daraus resultierende vielversprechende Therapieform gegeben werden.

*Mein besonderer Dank gilt Herrn Bernard Visser für die gute Zusammenarbeit auf dem Gebiet der medizinischen Statistik und der elektronischen Datenverarbeitung.*

Oldenburg, im Februar 1997    *M. A. Brinkmann*

# Inhaltsverzeichnis

## 4. Therapie der Nagelpsoriasis – Photosensibilisierung und UV-Therapie     44

# Einleitung

Mit einer Morbidität von 1–2% (17, 18, 21, 27, 28, 36, 56, 91, 143) zählt die Psoriasis vulgaris zu einer der häufigsten Hauterkrankungen weltweit und erreicht damit ähnlich hohe Zahlen wie der Diabetes mellitus.

Bis heute wird die Nagelpsoriasis als weit weniger schwer angesehen als die Hautpsoriasis und somit eher „stiefmütterlich behandelt". In der Literatur wird eine Nagelbeteiligung bei Psoriasis mit einer Rate von bis zu 50% beziffert (44, 45, 49, 96, 100, 141, 166–168). Die Auseinandersetzung mit dieser Erkrankung steht bisher in keinem Verhältnis zu dieser hohen Anzahl der an Nagelpsoriasis erkrankten Personen.

Trotz deutlich erhöhter Aufklärung der Bevölkerung erfahren die Patienten auch heute noch große Einschränkungen in ihrer Lebensqualität.

Ein Zitat aus dem alten Testament (3. Mose 13,46) spiegelt noch heute im wesentlichen die Situation der Psoriatiker wider: „Und solange die Stelle an ihm ist, soll er unrein sein, allein wohnen und seine Wohnung außerhalb des Lagers sein". An dem „Aussatzeffekt" hat sich bis heute nichts geändert.

Gerade in unserer heutigen Gesellschaft mit ihrem Streben nach Perfektion und Makellosigkeit werden die Nagelpsoriatiker mit ihren sichtbaren krankhaften Veränderungen nicht selten an den Rand gedrängt. Die Beteiligung der Fingernägel wiegt dabei deutlich mehr als die der Fußzehennägel. Die Hände dienen zur Kontaktaufnahme und müssen deshalb in Berufen mit hohem Publikumsverkehr vorzeigbar sein. Berufe, in denen Lebensmittel verarbeitet oder verkauft werden, wie z. B. Bäcker, Koch, Lebensmittelfachverkäufer oder aber Berufe, in denen ein intensiverer Hautkontakt stattfindet, wie z. B. Friseur, Masseur, Krankengymnast oder medizinisch pflegendes Personal, bleiben den Nagelpsoriatikern häufig verwehrt. Viele Menschen wollen ihnen nicht einmal die Hand schütteln oder das gleiche Telefon benutzen wegen einer wenn auch unbegründeten Ansteckungsangst.

Neben dieser sozialen Verarmung sind die Nagelpsoriatiker jedoch nicht selten auch funktionell beeinträchtigt. Bei ausgeprägten Nagelveränderungen können Defizite in der Koordination der Feinmotorik entstehen. Diese Dysfunktionen werden häufig nur teilweise durch benachbarte Teile kompensiert.

Wegen der sozialen und funktionellen Einschränkungen ist es besonders wichtig, mehr Wissen über die Nagelpsoriasis, insbesondere die relevanten Einflußfaktoren, zu vermitteln.

Der erste Teil der vorliegenden prospektiven Studie über Patienten, die von Mai bis Oktober 1995 wegen einer Psoriasis in der TOMESA-Fachklinik behandelt wurden, zeigt dessen katamnestische Analyse mit Schwerpunkt auf der Nagelpsoriasis.

Des weiteren kann jedoch gerade wegen der zuvor beschriebenen erheblichen Einschränkungen durch den psoriatischen Befall der Nägel auch die Wichtigkeit und Dringlichkeit, bessere und wirksamere therapeutische Verfahren zu entwickeln, nicht deutlicher unterstrichen werden. Die bisherigen Therapiemöglichkeiten konnten ausnahmslos keine befriedigenden Ergebnisse vorzeigen oder aber bessere Ergebnisse nur unter Inkaufnahme von schweren Nebenwirkungen erzielen.

Als mögliche Therapie wird das Auftragen von Steroidexterna unter Okklusion oder die Steroidinjektion intraläsional bzw. in die Nagelmatrix beschrieben, wobei die letzte Methode als außerordentlich schmerzhaft gilt und damit die Anzahl der Patienten, welche diese Therapieform tolerieren, eher gering ist (124, 148). Bei dieser Therapieform muß man zudem auf verstärkte bakterielle oder mykotische Sekundärinfektionen achten, so daß eine zusätzliche antiinfektiöse Therapie anzuraten ist.

Als weitere Lokaltherapeutika finden Kombinationen von Corticoiden und Salicylsäure, Liqu. carb. det. 2%, propolishaltige Externa sowie 5-Fluorouracil oder Vitamin-A-Säure in der Praxis Anwendung (61, 126, 148).

Nicht unerwähnt bleiben soll die Röntgenweichstrahlentherapie, bei welcher in 8tägigem Abstand 3mal 1 Gy verabreicht wird (21).

Die Wirksamkeit dieser Methode wurde in vielen Studien nachgewiesen. Allerdings muß man die möglichen Röntgenspätschäden beachten, so daß diese Methode auf Ausnahmefälle begrenzt sein sollte und erst nach Ausschöpfung nebenwirkungsärmerer Therapiemaßnahmen und nur bei älteren Patienten erwogen werden sollte.

Als systemische Therapie stehen Glucocorticoide sowie Zytostatika wie Methotrexat, Ciclosporin A und Acitretin (Neotigason) zur Verfügung. Aufgrund der schweren Nebenwirkungen und der vielen Kontraindikationen kommt diese aggressive Therapie zur ausschließlichen Behandlung der Nagelpsoriasis nicht in Frage. Bei gleichzeitigem Bestehen einer schweren Form der Psoriasis vulgaris, Psoriasis pustulosa, Psoriasis arthropathica, wo sämtliche konventionellen Therapieverfahren keinen Erfolg brachten, ist eine solche systemische Therapie allerdings indiziert. Bei diesen Patienten konnte dann ebenfalls auch häufig ein positiver Effekt auf die psoriatischen Nagelveränderungen gefunden werden.

Als wenig belastende und nebenwirkungsarme Methode in der Therapie der Nagelpsoriasis gilt die UV-Bestrahlung mit einem Punktbestrahlungsgerät. Mit diesem Gerät wird mittels eines Lichtleiters vorwiegend UV-A-Licht, weniger UV-B-Licht, auf das Nagelbett emitiert.

Ein weiteres Ziel dieser Studie war es, die UV-Bestrahlung mit einem Punktbestrahlungsgerät auf der einen Seite effektiver zu gestalten, auf der anderen Seite allerdings mögliche Nebenwirkungen auf ein Minimum zu reduzieren.

Zudem sollen die Therapieergebnisse in Korrelation zu katamnestischen Daten gesetzt werden, um den Erfolg der Therapiemethode besser beurteilen zu können, prognostische Hinweise zu gewinnen und nicht zuletzt weitere wichtige Ansätze zur Weiterentwicklung und Verbesserung dieser Therapieform zu finden.

Der zweite Teil zeigt die Untersuchungsergebnisse einer intensivierteren UV-Therapie mit dem „dermalight bluepoint" der Firma Hönle Medizintechnik mittels vorheriger Lichtsensibilisierung durch eine photosensibilisierte Substanz aus der Gruppe der Furokumarine, den Psoralenen, wiederum anhand von Patienten, die im Zeitraum von Mai bis Oktober 1995 wegen einer Psoriasis in der TOMESA-Fachklinik behandelt wurden.

# Material und Methoden

## Datenerfassung und Qualitätssicherung

Die vorliegende Studie berichtet über Patienten, die in einem Zeitraum von Mai bis Oktober 1995 wegen einer Psoriasis in der TOMESA-Fachklinik behandelt wurden und zusätzlich eine Nagelbeteiligung aufwiesen. Insgesamt konnten 183 Patienten mit Nagelbeteiligung ermittelt werden.

Sowohl an den betroffenen Fuß- als auch Fingernägeln wurde Material entnommen, um in einer anschließenden mikroskopischen wie auch kulturellen Untersuchung eine zusätzlich vorliegende Mykose zu erfassen. Bei 142 Patienten konnten in beiden Testverfahren jeweils negative Ergebnisse ermittelt werden, so daß mit einer hohen Sicherheit an diesen Nägeln eine zusätzliche mykotische Besiedlung auszuschließen war.

Eine weitere wichtige Aufnahmebedingung war, daß keinerlei interne Medikation oder externe Applikation von zusätzlichen Externa erfolgte, womit erneut 6 Patienten von den insgesamt 142 Patienten ausschieden.

Die restlichen 136 Patienten erlernten jeweils in Einzelschulungen die unterschiedlichen Onychopathieformen anhand von Bildmaterial. Nach dieser Schulung wurde die Qualität der Einschätzungen überprüft, indem jeder Patient mehrere unterschiedliche Psoriasisformen in einem Bildband sowie seine eigenen Nägel hinsichtlich Onychopathie zu beurteilen hatte. Bei 110 Patienten konnte eine völlig korrekte Einordnung der Onychopathieformen verzeichnet werden. Die restlichen 26 Patienten machten Fehler. Da die in die Studie aufgenommenen Patienten 6 Monate nach Therapieende eine erneute Selbsteinschätzung ihrer Nägel (Onychopathieformen) vornehmen sollten, diente die Schulung und anschließende „Prüfung" der Patienten als Qualitätssicherung. Um eine bestmögliche qualitative Aussage hinsichtlich des Therapieergebnisses treffen zu können, wurden die 26 Patienten, welche nach intensivster Einzelschulung die Nägel nicht vollständig korrekt einschätzen konnten, nicht in diese Studie aufge-

nommen. Somit konnten letztlich die Daten von 110 Patienten verarbeitet werden.

Um die gesamten Daten der Patienten möglichst vollständig und komprimiert aufzeichnen zu können, wurde ein Erhebungsbogen erstellt (S. 71 ff.), der pro Patient insgesamt 1083 Variable erfaßte.

Die Variablen wurden wie folgt ausgewertet:

- 118 Variable ließen sich in Ja-Nein-Antworten darstellen.
- Bei 952 Variablen konnte zwischen mindestens 2 bis maximal 19 Ausprägungen unterschieden werden.
- Zahlenwerte ließen sich bei 7 Variablen verzeichnen.
- Bei den restlichen 6 Variablen konnten handschriftliche Vermerke eingetragen werden.

Der Erhebungsbogen wurde ausnahmslos im Beisein der Untersucherin ausgefüllt, so daß individuell jedem Patienten Erklärungen bzw. Zusatzinformationen zu den gestellten Fragen gegeben werden konnten. Durch diese Vorgehensweise wurde die korrekte und vollständige Beantwortung der Fragen und somit die Qualitätssicherung auch auf diesem Gebiet gewährleistet.

Der Erhebungsbogen enthält folgende Fragen:

- Gesamt-, Alters-, Geschlechts- und Nagelpsoriasisverteilung;
- Hautpsoriasis (PAS-Index und B-Zusatz);
- Familienanamnese;
- aktuelle Anamnese (Berufstätigkeit, berufliche Belastungsfaktoren, Broca-Index, internistische Erkrankungen, Nikotinkonsum, Alkoholkonsum);
- Untersuchungsbefund bei Aufnahme (Ausprägungsform, Lokalisation, Häufigkeitsverteilung, Symmetrie, Korrelationen zum palmoplantaren Befall sowie Hand-/Fußrückenbefall);
- Auslösefaktoren (Korrelationen zur Schwere des Haut- und Nagelbefalls);

– psychische Belastung bzw. Isolierung durch psoriatischen Nagelbefall;
– Dauer der Haut- bzw. Nagelpsoriasis (Erstmanifestation, Korrelationen zum PAS-Index, B-Zusatz und Schwere des Nagelbefalls);
– Gelenkbefall (Korrelationen zur Schwere des Nagelbefalls, Ausprägungsformen, Dauer, Psoriasisarthritis);
– Abschlußuntersuchung (Bestrahlungszeit, Handlichkeit des Gerätes, Zumutbarkeit der Bestrahlungslänge, PAS-Index und B-Zusatz);
– Therapieergebnis (Ausprägungsformen, Pigmentation).

Die gesammelten Daten wurden in ein Datenerfassungsprogramm eingegeben, und anschließend wurde eine statistische Grundauszählung durchgeführt. Es wurden verwertbare Parameter ausgewählt, sinnvolle Gruppen- und Intervallgrenzen festgelegt oder allgemeingültige Einteilungen vorgenommen und anschließend unterschiedliche Parameter miteinander korreliert. Zur besseren Übersichtlichkeit wurden die Ergebnisse in Tabellen und/oder in Diagrammen dargestellt.

Die Signifikanzberechnung erfolgte mit dem Chiquadrat-Test und für kleinere Häufigkeiten mit einer nach Yates korrigierten Formel. Um eine statistisch signifikante Aussage für eine Fragestellung treffen zu können, muß der berechnete p-Wert vereinbarungsgemäß $\leq 0,05$ sein, womit die Irrtumswahrscheinlichkeit bei 5% liegt. Sehr signifikante Resultate ergeben sich hingegen bei einem p-Wert $\leq 0,01$ mit einer Irrtumswahrscheinlichkeit von 1% und höchst signifikante Ergebnisse bei einem p-Wert $\leq 0,001$ mit einer Irrtumswahrscheinlichkeit von 0,1%.

## Durchführung der Therapie

In flache Hand- und Fußschalen werden 2,25 l 32–37 °C warmes Wasser gegeben. Als Photosensibilisator wird 8-Methoxypsoralen in einer 0,15%igen alkoholischen Lösung verwandt. Von dieser Psoralenlösung werden 1,5 ml in 2,25 l Wasser gut vermischt, um möglichst eine homogene Konzentration zu erreichen. Die 8-Methoxypsoralen-Lösung erreicht somit eine Konzentration von 1,0 mg/l. Die gleichmäßige Verteilung des Psoralens im Wasser ist besonders wichtig, da gerade in dem Bereich der Auflageflächen die verstärkte Gefahr einer erhöhten Konzentration besteht und damit phototoxische Reaktionen nicht auszuschließen sind (52). Die angegebene Wassertemperatur ist streng zu beachten, da sonst die Löslichkeit des 8-MOP nicht gewährleistet ist.

Anschließend werden Hände und Füße mit den befallenden Nägeln 15 Minuten in dem Gemisch gebadet. Dies soll die beste Zeit für eine günstige Wirkungs-Nebenwirkungs-Konstellation sein (102). Aus unterschiedlichen Studien geht hervor, daß die Sensibilisierung gegenüber UV-A 4- bis 10mal höher ist als nach systemischer Applikation von Psoralenen (25, 29, 90, 99). Nach dem Bad trocknen sich die Patienten vorsichtig ab, so daß nichtgebadete Hautareale keinen Kontakt mit der lichtsensibilisierenden Lösung erhalten.

Im Anschluß erfolgt die Punktbestrahlung mit dem „dermalight bluepoint" der Firma Hönle Medizintechnik (Abb. 1). Bei diesem Gerät wird aus einem Flüssigkeitsleiter von 5 mm Durchmesser UV-A- und UV-B-Licht emittiert, wobei der UV-A-Anteil 90% und der UV-B-Anteil 10% beträgt.

Die emittierte UV-B-Strahlung zeigt bei diesem Gerät eine Wellenlänge von 300–320 nm, die UV-A-Strahlung von 320–400 nm. Der größte Anteil der UV-A-Strahlung besteht aus UV-$A_1$-Strahlung mit einer Wellenlänge von 340–400 nm. Sämtliche psoriasisbefallenden Finger- und Zehennägel wurden 5mal wöchentlich (montags bis

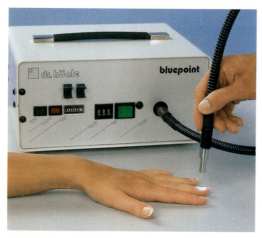

Abb. 1    Dermalight bluepoint (Fa. Hönle Medizintechnik).

freitags) in einem Abstand von 1 cm im Bereich der Nagelmatrix bestrahlt. In der vorgegebenen Distanz ergibt sich eine Strahlenintensität von 700 mW/cm$^2$ UV-A-Strahlung und 80 mW/cm$^2$ UV-B-Strahlung. Die Anfangszeit betrug pro Nagel 2 Sekunden, das entspricht einem Strahlungs-energiefluß von 1,4 J/cm$^2$ UV-A-Strahlung und 0,16 J/cm$^2$ UV-B-Strahlung. Diese Bestrahlungszeit wurde pro Nagel täglich um 2 Sekunden erhöht. Die maximale Bestrahlungszeit pro Nagel betrug 60 Sekunden. Die Bestrahlungen wurden 4, 5, 6 oder > 6 Wochen durchgeführt.

Während der Bestrahlungen trugen alle Patienten eine UV-Schutzbrille.

Diese Therapieform beruht auf einem Zusammenwirken von vorwiegender UV-A-Bestrahlung und dem lichtsensibilisierenden 8-Methoxypsoralen, das während des Bades von der Haut aufgenommen wird und zur gleichmäßigen Sensibilisierung gegenüber UV-A-Strahlung führt.

Die Psoralene lagern sich den DNA-Molekülen im Zellkern an. UV-A-Licht mit den Wellenlängen 320 – 400 nm, welches dem maximalen Absorptionsspektrum der Psoralene entspricht, bewirkt die Ausbildung von kovalenten Monoaddukten der Psoralene mit Pyrimidinbasen der DNA, anschließend die Bildung von bifunktionellen Addukten und psoralenvermittelter Kreuzvernetzung der DNA-Stränge. Dieser Prozeß reduziert die DNA-Neosynthese und damit die Zellteilung. Die therapeutische Wirkung ist somit in einer Herabsetzung der Proliferationsrate zu sehen (21).

## Datenerfassung der Therapieergebnisse

Die Nagelplatte baut sich aus toten verhornten Zellen auf, welche durch die Nagelmatrix gebildet werden. Die Wachstumsgeschwindigkeit der Nagelplatte erklärt sich durch die Produktionsrate der Matrixzellen.

Deutliche Unterschiede gibt es in den Wachstumsgeschwindigkeiten der Finger- und Zehennägel (S. 7). Die Durchführung einer PUVA-Therapie bei Nagelpsoriatikern konnte keine Reduktion des Nagelwachstums aufweisen (94).

Bedingt durch die langsame Wachstumsgeschwindigkeit der Finger- und Zehennägel wurden die behandelten Patienten erst 6 Monate nach Therapieende angeschrieben mit der Bitte um Mitteilung ihrer Therapieergebnisse. Alle Patienten waren bereits während des stationären Aufenthaltes über dieses Anschreiben informiert worden. Auch waren die zugeschickten Unterla-gen, wie Tabellen, Abkürzungen und Begriffserklärungen, im einzelnen den Patienten während der stationären Therapie schon erklärt worden, so daß die Beurteilung und das korrekte Eintragen der Ergebnisse ohne Probleme absolviert werden konnte. Zur Erinnerung wurden dennoch die unterschiedlichen Onychopathien, Abkürzungen der verschiedenen Onychopathieformen, die Bedeutung der Finger 1 – 5 bzw. Zehen 1 – 5 und die Bedeutung der Begriffe „vor" und „nach" in den Tabellen auf einer gesondert mitgeschickten Blattseite noch einmal erklärt. Eventuelle Rückfragen konnten auch telefonisch abgeklärt werden.

Diese Vorgehensweise soll die hohe Qualität der Beurteilungen und das korrekte Eintragen der Therapieergebnisse unterstreichen.

Die zugeschickten Unterlagen sind auf S. 78 ff. abgedruckt.

# Katamnestische Analyse von Psoriasispatienten mit Schwerpunkt Nagelpsoriasis

## Anatomie des Nagels

Die Nagelplatte zeigt sich als eine nahezu durchsichtige Hornstruktur, die mit dem Nagelbett in Beziehung steht und über die distale Einheit des Fingers als freier Rand hinauswächst. Die Nagelplatte wird aus vielen geschichteten Hornzellagen gebildet und erreicht eine Nageldicke von 0,5–0,7 mm. Durch die Nagelplatte erkennt man das rötlich gefärbte Nagelbett. Die Farbe ergibt sich aus der vermehrten Vaskularisation in diesem Bereich.

Abb. 2 verdeutlicht schematisch den Aufbau des Nagels.

Der Nagel wird unterteilt in Nagelmatrix, proximalen Nagelfalz, Nagelbett und Hyponychium.

Die Nagelmatrix kennzeichnet die Wachstumszone. Sie befindet sich wenige Millimeter unterhalb des proximalen Nagelfalzes und besteht aus einer unteren und einer oberen Schicht, woraus sich die dorsale und ventrale Seite der Nagelplatte entwickelt. Die halbmondförmige, weißliche und nichttransparente Lunula kennzeichnet den distalsten und sichtbaren Teil der Nagelmatrix.

In dem Matrixepithel befinden sich auch die Melanozyten, welche in den verschiedenen Rassen in unterschiedlicher Anzahl vertreten sind. Deshalb kann die Nagelplatte in der Farbintensität sehr stark variieren.

Der proximale Nagelfalz ist oberflächlich der Nagelmatrix gelegen und stellt sich nach außen als eine Verlängerung der Haut der Finger- und Zehenoberflächen dar. Als Kutikula wird die Hornschicht des proximalen Nagelfalzes bezeichnet, die häufig bei der Maniküre entfernt wird, was nicht selten zu rezidivierenden Infektionen im Nagelbereich führt. An der Spitze des proximalen Nagelfalzes finden sich häufig sichtbare Kapillaren. Diese können beim gesunden Nagel vorkommen, jedoch auch in Zusammenhang mit anderen Hauterkrankungen, wie z. B. Lupus erythematodes oder Dermatomyositis, stehen.

Das Nagelbett liegt zwischen dem distalsten Teil der Nagelmatrix und dem Hyponychium. Bedingt durch die verstärkte Vaskularisation in diesem Gebiet können Traumata oder unterschiedlichste Krankheitsprozesse am Nagel zu subungualen Blutungen führen.

Das Hyponychium kennzeichnet den am weitesten distal gelegenen Anteil des Nagels und er-

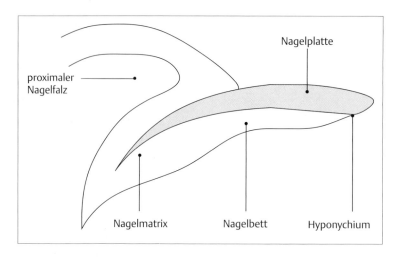

Nagelplatte

proximaler Nagelfalz

Nagelmatrix          Nagelbett          Hyponychium

Abb. 2   Aufbau des Nagels (schematisch).

streckt sich vom Nagelbett bis zur distalen Furche. Die distale Furche trennt das Hyponychium von der Volarhaut. Das Hyponychium ist von außen in der Regel nicht sichtbar, außer bei Fehlentwicklungen wie dem angeborenen verlängerten Hyponychium (119) oder bei extremer Manipulation am Nagel, wie z. B. beim Nagelkauen. Durch eine Schädigung der Hornschicht des Hyponychiums können vermehrt Infektionen im Nagelbereich entstehen.

## Wachstum des Nagels

Die Nagelplatte baut sich aus toten, verhornten Zellen auf, welche durch die Nagelmatrix gebildet werden. Die Wachstumsgeschwindigkeit der Nagelplatte erklärt sich durch die Produktionsrate der Matrixzellen.

Deutliche Unterschiede gibt es in den Wachstumsgeschwindigkeiten der Finger- und Zehennägel. So wachsen Zehennägel wesentlich langsamer als Fingernägel (30, 111). Auch die Nägel der einzelnen Finger der gleichen Hand wachsen mit unterschiedlicher Geschwindigkeit (21, 95). Am schnellsten wächst der Nagel des dritten Fingers (21, 94). Das Wachstum der Nagelplatte liegt im Durchschnitt zwischen 0,1 und 0,12 mm pro Tag (6, 21, 30, 60, 111). Das reguläre Nagelwachstum von der Matrix bis zum freien Rand beträgt somit an den Fingern 3 – 4 Monate und an den Zehen 4 – 5 Monate. Eine Zunahme der Wachstumsgeschwindigkeit zeigt sich im 2. – 3. Lebensjahrzehnt, in wärmeren Klimazonen, während der Schwangerschaft, nach Traumen wie z. B. dem Nagelkauen und bei Nagelpsoriatikern (71, 94, 95). Einen eher hemmenden Einfluß auf das Nagelwachstum haben dagegen höheres Alter, Hungerzustand, schwere internistische Erkrankungen und kalte Klimazonen (71).

Die Behandlung von Nagelpsoriatikern mit einer PUVA-Therapie führte jedoch zu keiner Reduktion des Nagelwachstums (94).

## Unterschiedliche Formen der psoriatischen Onychopathie

Die psoriatische Onychopathie stellt sich je nach Schwere und Lokalisation der Schädigung des Nagelwachstums in unterschiedlichen Formen dar.

In der Reihenfolge der Schwere der Schädigung ergeben sich folgende psoriatischen Nagelveränderungen: Tüpfel, Ölfleck, Onycholyse, subunguale Keratose und Onychodystrophie.

Unter Tüpfeln versteht man stecknadelkopfgroße, punktförmige oder unterschiedlich konfigurierte Einziehungen der Nagelplatte, die vereinzelt oder in Gruppen angeordnet auftreten können. Sie sind bedingt durch Psoriasisläsionen in der Nagelmatrix. Beim Vorwachsen der Nagelplatte zerfallen die durch Parakeratose und somit verminderte Hornqualität gekennzeichneten Herde und führen dadurch zu der bekannten Grübchenbildung. Tiefe Grübchenbildung gilt als die häufigste und psoriasisspezifische Form. Geringgradig ausgeprägte Grübchen können allerdings auch bei Alopecia areata oder bei chronischer Dermatitis auftreten. Vereinzelte Tüpfel können bei allen Menschen vorkommen.

Als ein psoriatischer Ölfleck werden punkt- bis erbsengroße Psoriasisherde unterschiedlicher Konfiguration mit einem rötlichen, gelblichen oder bräunlichen Farbton bezeichnet. Der Psoriasisherd liegt im Gegensatz zum Tüpfelnagel im Nagelbett. Der Ölfleck wird durch die transparente Nagelplatte sichtbar, ohne bzw. kaum die Nagelplatte zu schädigen.

Der Ölfleck schiebt sich mit dem nach vorn wachsenden Nagel bis zum freien Rand vor. Der sich dann krümelig entleerende Psoriasisherd hinterläßt einen Luftspalt. Durch den Zutritt von Luft unter den abgelösten Teil des Nagels entsteht die weiße Farbe der Nagelplatte, die auch als Onycholysis bezeichnet wird. Bei ausgeprägten Formen können ganze Nägel weißlich erscheinen. In solchen Fällen läßt sich der Nagel völlig vom Nagelbett abheben.

Die Ausbildung von psoriatischen Herden im Bereich des Hyponychiums führt zu dem klinischen Bild einer subungualen Keratose. Deren Dicke und damit die unterschiedliche Ausprägung der Anhebung der Nagelplatte ist abhängig von der Aktivität des psoriatischen Herdes im Bereich des Hyponychiums. Die Farbunterschiede reichen von weiß über gelb bis hin zu braun oder grün. Bei bräunlichen oder grünlichen Farbveränderungen läßt sich in der Regel eine vermehrte Besiedlung durch Mikroorganismen nachweisen.

Bei der Onychodystrophie findet sich keine intakte Nagelplatte mehr. Es zeigt sich eine Nagelablösung durch bröckelige subunguale Hyperkeratosen oder ein krümeliger Nagelzerfall, der sogenannte Krümelnagel. Bei dieser schwersten Form der Nagelpsoriasis finden sich Psoriasisherde sowohl in der Nagelmatrix als auch im Nagelbett. Von beiden Strukturen wird nur noch eine parakeratotische krümelige Hornmasse gebildet.

Die Abb. **3** – **7** zeigen die unterschiedlichen Formen der psoriatischen Onychopathie sowie das klinische Bild einer akuten Psoriasisarthritis.

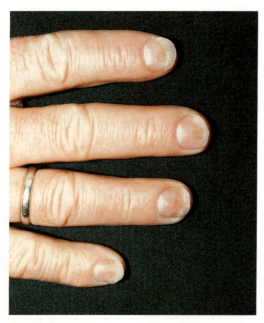

Abb. **3**  Psoriatische Onychopathie bei einem 39jährigen Patienten. An allen vier Fingernägeln läßt sich das „Ölfleckphänomen" erkennen mit angrenzender distaler Onycholyse. Die Ölflecke sind unterschiedlich konfiguriert und mit einem gelblich-bräunlichen Farbton. In den psoriatischen Läsionen finden sich vorwiegend am 3. und 4. Fingernagel splitterförmige Punktblutungen.

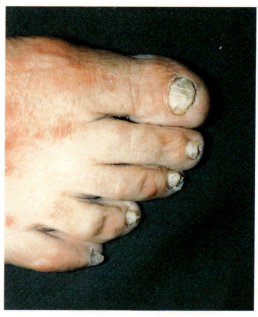

Abb. **4**  Psoriatische Onychopathie bei einem 42jährigen Patienten. An allen fünf Zehennägeln erkennt man eine fortgeschrittene Form der Nagelpsoriasis, die subunguale Keratose. Sie weist bei diesem Patienten einen eher weißlich-gelblichen Farbton auf.

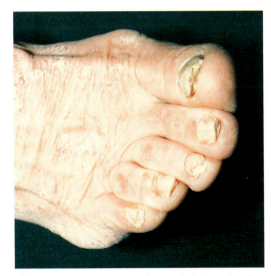

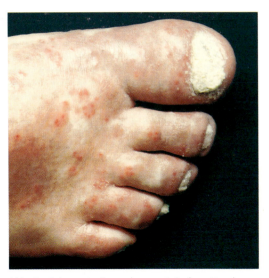

Abb. **5** Ausgeprägte Form der psoriatischen Onychopathie bei einer 66jährigen Patientin mit einer Gesamtpsoriasisdauer von 43 Jahren. Wie der Patient in Abb. **4** weist auch diese Patientin in allen fünf Zehennägeln subunguale Keratosen auf. Die veränderte Aufnahmetechnik läßt die Dicke der subungualen Keratosen und damit eine schwerere Ausprägungsform erkennen.

Abb. **6** Schwerste Form der psoriatischen Onychopathie bei einem 43jährigen Patienten mit ausgeprägter Hautpsoriasis. An allen fünf Zehennägeln läßt sich der „Krümelnagel" erkennen. Die Nägel sind komplett in eine krümelige gelblich-weißliche Hornmasse umgewandelt. Dieser Patient weist zudem eine periunguale Hautpsoriasis auf.

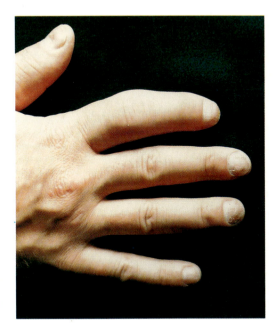

Abb. **7** Psoriatisch bedingte Gelenkarthritis an den Fingergelenken des 2. Fingers bei einem 33jährigen Patienten (Gesamtpsoriasisdauer 15 Jahre). Durch Gelenkbeteiligung und Entzündung im periartikulären Gewebe entwickelte sich bei diesem Patienten das klinische Bild eines sog. Wurstfingers mit ausgeprägter Schwellung der gesamten Phalanx.

## Untersuchungsergebnisse

### ■ Verteilung der Nagelpsoriasis nach Alter und Geschlecht

In der Zeit von Mai bis Oktober 1995 wurden alle Patienten, die wegen einer Psoriasis in der TOME-SA-Fachklinik behandelt wurden, eine Nagelbeteiligung aufwiesen und bei denen die durchgeführten mikroskopischen und kulturellen mykologischen Untersuchungen negativ waren, in diese Studie aufgenommen. Laut Tab. 1 sind von 110 Patienten 40 weiblichen und 70 männlichen Geschlechts. Die Gesamtverteilung zeigt ein nahezu ausgeglichenes Verhältnis zwischen den Gruppen 25–49 Jahre (46,4%) und ≥ 50 Jahre (50,0%). Ein sehr geringer Anteil von 3,6% befand sich dagegen in der Gruppe der ≤ 24jährigen. Bei der Geschlechtsverteilung fiel jedoch auf, daß 65,0% der Frauen und nur 41,4% der Männer ≥ 50 Jahre alt waren. Dagegen befanden sich in der Klasse der 25- bis 49jährigen 32,5% der Frauen und 54,3% der Männer (Tab. 1, Abb. 8). Dieses Ergebnis ist mit p ≤ 0,05 signifikant.

Aus Tab. 2 läßt sich ersehen, daß von insgesamt 110 Patienten 101 Patienten Zehen- und 91 Patienten Fingernagelbefall aufwiesen. Bei 82 Patienten waren sowohl Zehen- als auch Fingernägel befallen. Während der Zehennagelbefall bei den Frauen (90,2%) und Männern (92,9%) relativ ausgeglichen war, ergab sich bei der Fingernagelbeteiligung zwischen den Geschlechtern ein Unterschied von über 12% (Frauen 75,0%, Männer 87,1%). Noch etwas höher lag der Unterschied zwischen Männern und Frauen bei dem gemeinsamen Auftreten von Zehen- und Fingernagelbeteiligung (Frauen 65,0%, Männer 80,0%).

Aus Tab. 3 wird ersichtlich, daß in der Gruppe der ≥ 50jährigen 94,5% eine Zehennagelbeteiligung, aber nur 78,2% eine Fingernagelbeteiligung aufweisen. Dieses Ergebnis ist mit p ≤ 0,05 signifikant. In der Gruppe der 25- bis 49jährigen zeigt sich dagegen kein signifikanter Unterschied (Fingernagelbefall 86,3%, Zehennagelbefall 90,2%).

Tabelle 1    Altersverteilung bei Nagelpsoriatikern in Abhängigkeit vom Geschlecht

| Alter | Frauen | | Männer | | Männer + Frauen | |
|---|---|---|---|---|---|---|
| | n | % | n | % | n | % |
| ≤ 24 Jahre | 1 | 2,5 | 3 | 4,3 | 4 | 3,6 |
| 25–49 Jahre | 13 | 32,5 | 38 | 54,3 | 51 | 46,4 |
| ≥ 50 Jahre | 26 | 65,0 | 29 | 41,4 | 55 | 50,0 |
| Gesamtzahl | 40 | 100,0 | 70 | 100,0 | 110 | 100,0 |

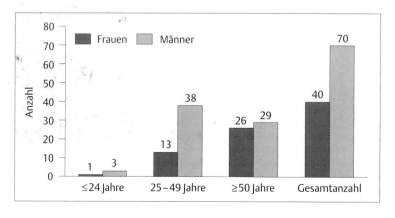

Abb. 8   Altersverteilung der Nagelpsoriasis in Abhängigkeit vom Geschlecht.

Tabelle **2**  Finger- und Zehennagelbefall in Abhängigkeit vom Geschlecht

| | Gesamtverteilung n | % | Fingerbefall n | % | Zehenbefall n | % | Finger- und Zehenbefall n | % |
|---|---|---|---|---|---|---|---|---|
| Frauen | 40 | 100,0 | 30 | 75,0 | 36 | 90,0 | 26 | 65,0 |
| Männer | 70 | 100,0 | 61 | 87,1 | 65 | 92,9 | 56 | 80,0 |
| Gesamtanzahl | 110 | 100,0 | 91 | 82,7 | 101 | 91,8 | 82 | 74,5 |

Tabelle **3**  Finger- und Zehennagelbefall in Abhängigkeit vom Alter

| Alter | Geamtverteilung n | % | Fingerbefall n | % | Zehenbefall n | % |
|---|---|---|---|---|---|---|
| ≤ 24 Jahre | 4 | 3,6 | 4 | 100,0 | 3 | 75,0 |
| 25 – 49 Jahre | 51 | 46,4 | 44 | 86,3 | 46 | 90,2 |
| ≥ 50 Jahre | 55 | 50,0 | 43 | 78,2 | 52 | 94,5 |
| Gesamtzahl | 110 | 100,0 | 91 | 82,7 | 101 | 91,8 |

## ■ PAS-Index und B-Zusatz

*PAS-Index.* Der Psoriasis Area and Severity Index (PASI) wurde nach den Angaben Fredricksen bestimmt (48). Es werden für die Symptome „Erythem", „Infiltrat" und „Schuppung" jeweils getrennt nach den Körperregionen „Kopf", „Stamm", „Arme" und „Beine" Schweregrade von 0 bis 4 ermittelt. Die Größe der befallenen Körperfläche wird nach einer Sechserskala abgeschätzt. Der PAS-Index ergibt sich jetzt als Summe der durch Multiplikation mit gewichtenden Faktoren erhaltenen Werte für die vier Körperregionen.

*B-Zusatz.* Beim B-Zusatz werden die Symptome „Erythem", „Infiltrat", „Schuppung", „Rhagadenbildung" und „Mazeration" für den intertriginösen Bereich und die Symptome „Erythem", „Infiltrat", „Hyperkeratose", „Rhagadenbildung" und „Pustelbildung" für den palmaren und plantaren Bereich jeweils nach Schweregraden (1 – 4) klassifiziert und die Größe der befallenen Körperregionen nach einer Sechserskala abgeschätzt. Der B-Zusatz ergibt sich jetzt als Summe der durch Multiplikation mit gewichtenden Faktoren erhaltenen Werte für die zwei Körperregionen. Zum besseren Verständnis finden sich auf S. 69 ff. Vordrucke zur Berechnung des PAS-Index und des B-Zusatzes.

## PAS-Index und B-Zusatz in Abhängigkeit vom Alter

Von den 110 untersuchten Nagelpsoriatikern fanden sich bei 32 Patienten ein PAS-Index von bis zu 9,9, bei 58 Patienten von 10 – 29,9 und bei 20 Pateinten von ≥ 30. Aus Tab. 4 und Abb. 9 wird ersichtlich, daß eine völlige Gleichverteilung bei einem PAS-Index von 10 – 29,9 in den Altersgruppen 25 – 49 (28 Patienten) und ≥ 50 (28 Patienten) besteht. Anders sieht jedoch die Verteilung bei einem PAS-Index von bis zu 9,9 und ≥ 30 aus. Während von den insgesamt 32 Patienten mit einem PAS-Index von bis zu 9,9 65,6% (21/32) ≥ 50 Jahre alt waren, befanden sich 31,2% (10/32) in der Gruppe von 25 – 49 Jahren (p ≤ 0,01). Interessanterweise zeigte sich ein nahezu umgekehrtes Verhältnis bei einem PAS-Index von ≥ 30. In der Gruppe der 25- bis 49jährigen befanden sich von den insgesamt 20 Patienten 65% (13/20) und in der Gruppe der ≥ 50jährigen 30% (6/20) (p ≤ 0,05).

Von den 110 Nagelpsoriatikern zeigt sich bei 46 Patienten keine zusätzliche psoriatische Beteiligung im intertriginösen, palmaren und/oder plantaren Bereich. Am häufigsten findet sich ein B-Zusatz von 1,5 – 3,4 (26 Patienten), gefolgt von 0,1 – 1,4 (21 Patienten) und ≥ 3,5 (17 Patienten). In den B-Zusatz-Gruppen 0, 0,1 – 1,4 und 1,5 – 3,4 ergibt sich eine relative Gleichverteilung in den Altersklassen 25 – 49 Jahren und ≥ 50 Jahre. In der

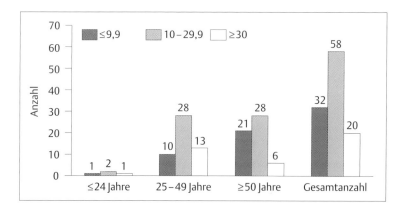

Abb. **9**    Altersverteilung der Nagelpsoriasis und PAS-Index.

Tabelle **4**    PAS-Index bei Nagelpsoriatikern in Abhängigkeit vom Alter

| PAS-Index | Alter ≤ 24 Jahre n | 25 – 49 Jahre n | ≥ 50 Jahre n | Gesamt n |
|---|---|---|---|---|
| ≤ 9,9 | 1 | 10 | 21 | 32 |
| 10 – 29,9 | 2 | 28 | 28 | 58 |
| ≥ 30 | 1 | 13 | 6 | 20 |
| Gesamtanzahl | 4 | 51 | 55 | 110 |

B-Zusatz-Gruppe ≥ 3,5 fällt jedoch auf, daß von den insgesamt 17 Patienten 64,7 % (11/17) zu den ≥ 50jährigen, dagegen nur 35,2 % (6/17) zu den 25- bis 49jährigen gehören (Tab. **5**, Abb. **10**).

## PAS-Index und B-Zusatz in Abhängigkeit vom Geschlecht

Aus Tab. **6** wird ersichtlich, daß die Mehrzahl der Männer mit 58,6 % einen PAS-Index von 10 – 29,9 aufweisen. Dagegen finden sich bei den Frauen nur 42,5 % in dem angegebenen PAS-Index-Bereich. Bei einem PAS-Index von bis zu 9,9 sind die Frauen mit 45 % signifikant (p ≤ 0,01) häufiger vertreten als die Männer mit 20 %. Umgekehrt ist das Verhältnis bei einem sehr hohen PAS-Index von ≥ 30. Während bei den Männern 21,4 % in diese PAS-Index-Klasse fallen, sind es bei den Frauen nur 12,5 %.

Tab. **7** veranschaulicht, daß die Frauen häufiger als die Männer im intertriginösen, palmaren und/oder plantaren Bereich befallen sind. So sind 47,1 % der Männer gegenüber 32,5 % der Frauen in diesen Regionen nicht erkrankt. Ein B-Zusatz von

0,1 – 3,4 findet sich bei 52,2 % der Frauen. Dagegen sind nur 37,1 % der Männer befallen. Eine Gleichverteilung ergibt sich bei einem sehr hohen B-Zusatz von ≥ 3,5 zwischen den Geschlechtern (Frauen 15 %, Männer 15,7 %).

## Finger- und Zehennagelbefall in Abhängigkeit von Geschlecht und PAS-Index

Aus Tab. **8** geht hervor, daß sich bei den Männern nur ein minimaler Unterschied hinsichtlich PAS-Index bei zusätzlichem Finger- bzw. Zehennagelbefall zeigt. Bei den Frauen mit zusätzlichem Fingernagelbefall ergibt sich die höchste Prozentzahl mit 43,3 % in der PAS-Index-Gruppe bis zu 9,9, dagegen findet sich beim zusätzlichen Zehennagelbefall die höchste Prozentzahl mit 47,2 % in der PAS-Index-Gruppe 10 – 29,9.

Abb. **10** Altersverteilung der Nagelpsoriasis und B-Zusatz.

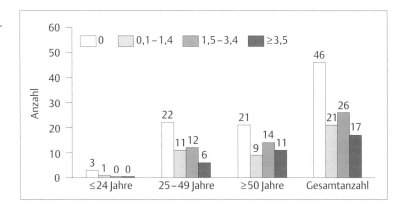

Tabelle **5** B-Zusatz bei Nagelsporiatikern in Abhängigkeit vom Alter

| B-Zusatz | Alter ≤ 24 Jahre n | 25 – 49 Jahre n | ≥ 50 Jahre n | Gesamt n |
|---|---|---|---|---|
| 0 | 3 | 22 | 21 | 46 |
| 0,1 – 1,4 | 1 | 11 | 9 | 21 |
| 1,5 – 3,4 | 0 | 12 | 14 | 26 |
| ≥ 3,5 | 0 | 6 | 11 | 17 |
| Gesamtanzahl | 4 | 51 | 55 | 110 |

Tabelle **6** PAS-Index bei Nagelpsoriatikern in Korrelation zum Geschlecht

| PAS-Index | Frauen n | % | Männer n | % |
|---|---|---|---|---|
| ≤ 9,9 | 18 | 45,0 | 14 | 20,0 |
| 10 – 29,9 | 17 | 42,5 | 41 | 58,6 |
| ≥ 30 | 5 | 12,5 | 15 | 21,4 |
| Gesamtanzahl | 40 | 100,0 | 70 | 100,0 |

Tabelle **7** B-Zusatz bei Nagelpsoriatikern in Korrelation zum Geschlecht

| B-Zusatz | Frauen n | % | Männer n | % |
|---|---|---|---|---|
| 0 | 13 | 32,5 | 33 | 47,1 |
| 0,1 – 1,4 | 10 | 25,0 | 11 | 15,7 |
| 1,5 – 3,4 | 11 | 27,5 | 15 | 21,4 |
| ≥ 3,5 | 6 | 15,0 | 11 | 15,7 |
| Gesamtanzahl | 40 | 100,0 | 70 | 100,0 |

Tabelle **8** Finger- und Zehennagelbefall in Korrelation zu Geschlecht und Schwere des Hautbefalls (PAS-Index)

| PAS-Index | Fingernagelbefall Frauen n | % | Männer n | % | Zehennagelbefall Frauen n | % | Männer n | % |
|---|---|---|---|---|---|---|---|---|
| ≤ 9,9 | 13 | 43,3 | 11 | 18,0 | 14 | 38,9 | 12 | 18,5 |
| 10 – 29,9 | 12 | 40,0 | 36 | 59,0 | 17 | 47,2 | 38 | 58,4 |
| ≥ 30 | 5 | 16,7 | 14 | 23,0 | 5 | 13,9 | 15 | 23,1 |
| Gesamtanzahl | 30 | 100,0 | 61 | 100,0 | 36 | 100,0 | 65 | 100,0 |

Tabelle **9**     Schwere des Finger- und Zehennagelbefalls in Abhängigkeit vom PAS-Index

| | PAS-Index | | | | | |
| | ≤ 9,9 (n = 32) | | 10 – 29,9 (n = 58) | | ≥ 30 (n = 20) | |
| | n | % | n | % | n | % |
|---|---|---|---|---|---|---|
| Finger 0 – 4 | 11 | 34,4 | 16 | 27,6 | 1 | 5,0 |
| Finger 5 – 10 | 21 | 65,6 | 42 | 72,7 | 19 | 95,0 |
| Zehen 0 – 4 | 8 | 25,0 | 10 | 17,2 | 0 | 0,0 |
| Zehen 5 – 10 | 24 | 75,0 | 48 | 82,8 | 20 | 100,0 |

## Schwere des Finger- und Zehennagelbefalls in Abhängigkeit vom PAS-Index

Tab. 9 läßt deutlich erkennen, daß die Anzahl der befallenen Finger- bzw. Zehennägel mit der Schwere des Hautbefalls (PAS-Index) zunimmt. So sind von den 32 Patienten mit einem PAS-Index von bis zu 9,9 65,6% an 5 – 10 Fingern und 75% an 5 – 10 Zehen erkrankt. Bei einem PAS-Index von 10 – 29,9 sind von den insgesamt 58 Patienten an 5 – 10 Fingern 72,7% und an 5 – 10 Zehen 82,8% befallen. Eine deutliche Steigerung findet sich bei den 20 Patienten, die einen PAS-Index von ≥ 30 aufzeigen. Hier ergibt sich bei 95% der Patienten

eine Fingernagelbeteiligung an 5 – 10 Fingern und bei 100% eine Zehennagelbeteiligung an 5 – 10 Zehen. Somit ergeben sich zwischen den PAS-Index-Gruppen von bis zu 9,9 und ≥ 30 sowie 10 – 29,9 und ≥ 30 jeweils sowohl für die Finger- als auch für die Zehennagelbeteiligung signifikante ($p \leq 0,05$) Unterschiede.

### ■ Familienanamnese

### Nagel- und Hautbefall in der Familie

Bei insgesamt 30,9% (34/110) Patienten konnte eine positive Familienanamnese gefunden werden. Ein Hautbefall wurde bei 33 Patienten und ein Nagelbefall in der Familie bei 16 Patienten erhoben. Ein Hautbefall trat etwas häufiger bei Mutter (n = 16) und Bruder (n = 13) als bei Vater (n = 8) oder Schwester (n = 9) auf. Der Nagelbefall in der Familie zeigte jedoch eine relative Gleichverteilung (Abb. **11 a** u. **b**).

### Familienanamnese in Korrelation zur Schwere des Psoriasisbefalls

Hinsichtlich der Schwere des Psoriasisbefalls (PAS-Index ≥ 30) konnte bei den Patienten mit einer positiven Familienanamnese gegenüber den Patienten mit negativer Familienanamnese kein signifikanter Unterschied gefunden werden. Von 76 Patienten mit negativer Familienanamnese hatten 15,8% (12/76) einen PAS-Index von ≥ 30, während von den 34 Patienten mit positiver Familienanamnese 23,5% (8/34) einen schweren Psoriasisbefall (PAS-Index ≥ 30) zeigten.

### ■ Aktuelle Anamnese

### Schwere des Nagel- und Hautbefalls in Abhängigkeit von der Berufstätigkeit

In der Gruppe der Berufstätigen konnte gegenüber der Gruppe der Nichtberufstätigen mit einem schweren Hautbefall (PAS-Index ≥ 30) eine leichte

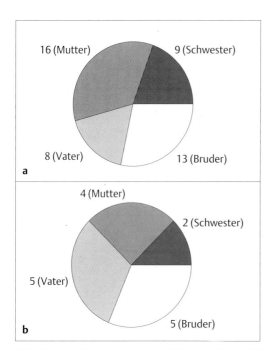

Abb. **11**   Familienanamnese (n = 34). **a** Hautbefall (n = 33), **b** Nagelbefall (n = 16).

Tabelle **10** Berufstätigkeit in Korrelation zur Schwere des Nagelbefalls

| | Nichtberufstätige (n = 48) | | Berufstätige (n = 62) | |
|---|---|---|---|---|
| | n | % | n | % |
| Allg. Finger-nagelbefall | 42 | 87,5 | 49 | 79,0 |
| 5 – 10 Finger | 39 | 81,3 | 43 | 69,4 |
| Allg. Zehen-nagelbefall | 40 | 83,3 | 61 | 98,4 |
| 5 – 10 Zehen | 35 | 72,9 | 57 | 91,9 |

Erhöhung festgestellt werden (Berufstätige 19,4 % [12/62], Nichtberufstätige 16,7 % [8/48]).

Hinsichtlich des vermehrten intertriginösen, palmaren und/oder plantaren Befalls (B-Zusatz) konnte zwischen den beiden Gruppen kein signifikanter Unterschied gefunden werden.

Aus Tab. **10** ist zu ersehen, daß von den 110 Nagelpsoriatikern 56,4 % (62/110) berufstätig und 43,6 % (48/110) nicht berufstätig waren. Interessanterweise findet sich beim allgemeinen Zehennagelbefall wie auch bei einer vermehrten Schwere des Zehennagelbefalls (Zehen 5 – 10) bei den Berufstätigen (91,9 %) eine sehr signifikante (p ≤ 0,01) erhöhte Häufigkeit gegenüber den Nichtberufstätigen (72,9 %). Dagegen konnte bei dem allgemeinen Fingernagelbefall oder bei einem vermehrten Befall der Fingernägel (Finger 5 – 10) zwischen den beiden Gruppen kein signifikanter Unterschied gefunden werden.

## Schwere des Nagelbefalls in Abhängigkeit von Belastungen

### Berufliche Belastungsfaktoren

Von den insgesamt 110 Nagelpsoriatikern wiesen 30,9 % (34/110) berufliche Belastungsfaktoren auf. Wie aus Tab. **11** zu erkennen ist, wurde mit Abstand am häufigsten die Belastung durch Chemikalien (n = 15) genannt, gefolgt von der starken mechanischen Belastung (n = 9) und dem vermehrten Arbeiten im wäßrigen Milieu (n = 6) sowie seltener die erhöhte Belastung durch Hitze (n = 3) und Kälte (n = 1).

Erstaunlicherweise konnte in der Gruppe der Patienten mit erheblichen beruflichen Belastungsfaktoren gegenüber der Gruppe der Patienten ohne berufliche Belastungsfaktoren kein signifikant vermehrter und schwererer Befall der Fin-

ger- bzw. der Zehennägel gefunden werden (Tab. **12**).

### Broca-Index

Tab. **13** zeigt die Einteilung in Normal-, Über- und Untergewichtige nach Broca bei Nagelpsoriatikern. Bemerkenswert ist, daß von den insgesamt 110 Nagelpsoriatikern nahezu die Hälfte (48,2 % [53/110]) ein starkes Übergewicht (> 10 % – ≤ 20 %) bzw. ein sehr starkes Übergewicht (> 20 %) aufwiesen.

Es ließen sich bei den übergewichtigen Patienten kein erhöhter PAS-Index, B-Zusatz oder

Tabelle **11** Berufliche Belastungsfaktoren bei Nagelpsoriatikern (n = 110)

| Belastungen | n | % |
|---|---|---|
| Keine | 76 | 69,1 |
| Chemikalien | 15 | 13,6 |
| Mechanisch | 9 | 8,2 |
| Wasser | 6 | 5,5 |
| Hitze | 3 | 2,7 |
| Kälte | 1 | 0,9 |

Tabelle **12** Nagelbefall in Abhängigkeit von beruflichen Belastungsfaktoren

| Nagelbefall | Belastungen nein (n = 76) | | ja (n = 34) | |
|---|---|---|---|---|
| | n | % | n | % |
| Allg. Fingernagel-befall | 62 | 83,3 | 29 | 85,3 |
| 5 – 10 Finger | 56 | 73,7 | 26 | 75,5 |
| Allg. Zehennagel-befall | 70 | 92,1 | 31 | 91,2 |
| 5 – 10 Zehen | 62 | 81,6 | 30 | 88,2 |

Tabelle **13** Broca-Index bei Nagelpsoriatikern (n = 110)

| Broca-Index | n | % |
|---|---|---|
| Normalgewicht | 14 | 12,7 |
| Übergewicht ≤ 10 % | 22 | 20,0 |
| Übergewicht ≤ 20 % | 29 | 26,4 |
| Übergewicht > 20 % | 24 | 21,8 |
| Untergewicht ≤ 10 % | 9 | 8,2 |
| Untergewicht ≤ 20 % | 7 | 6,4 |
| Untergewicht > 20 % | 5 | 4,5 |

stärkere Nagelbeteiligung gegenüber den normalgewichtigen Patienten feststellen. Selbst Übergewichtige > 20 % zeigten keinen stärkeren Befall. Von den 63 Patienten mit intertriginösem Befall hatten 52,3 % (33/63) ein Übergewicht > 10 %.

### ▓ Internistische Erkrankungen

In Tab. **14** fällt auf, daß sämtliche Diabetiker (n = 6) sowohl einen Finger- als auch einen Zehennagelbefall aufweisen. Von den insgeamt 13 Patienten mit einer Lebererkrankung finden sich bei 12 Patienten ein Fingernagel-und bei 13 Patienten ein Zehennagelbefall. Trotz der tendenziellen Erhöhung des Nagelbefalls bei diesen beiden Erkrankungen ist der Unterschied zu den anderen aufgelisteten Erkrankungen nicht signifikant.

Bei allen 6 Diabetikern zeigte sich ein höherer PAS-Index von ≥ 10.

Erstaunlicherweise ergab sich bei den Diabetikern jedoch kein erhöhter B-Zusatz. Bei allen weiteren internistischen Erkrankungen ließen sich keine signifikanten Erhöhungen hinsichtlich der Schwere des Psoriasisbefalls (PAS-Index, B-Zusatz) finden.

### ▓ Nikotinkonsum

Aus Tab. **15** läßt sich ersehen, daß von den insgesamt 40 Frauen 52,5 % (21/40) zu den Nichtraucherinnen und 47,5 % (19/40) zu den Raucherinnen zählen. Eine ähnliche prozentuale Verteilung ergibt sich bei den Männern. 54,3 % (38/70) gehören zu den Nichtrauchern und 45,7 % (32/70) zu den Rauchern (Tab. **16**). Interessanterweise findet sich hinsichtlich der Schwere des Fingernagelbefalls sowohl bei den Frauen als auch bei den Männern in der Gruppe der Raucher keine signifikante Erhöhung gegenüber der Gruppe der Nichtraucher.

Ein anderes Bild ergibt sich beim Zehennagelbefall. Während sich bei den Frauen zwischen den Gruppen Raucherinnen und Nichtraucherinnen kein signifikanter Unterschied finden ließ (Tab. **15**), zeigten die rauchenden Männer mit 100 % eine deutliche Erhöhung gegenüber den nichtrauchenden Männern mit 86,8 % (p ≤ 0,01) (Tab. **16**).

Raucher zeigten im Gegensatz zu den Nichtrauchern keinen signifikant erhöhten PAS-Index oder B-Zusatz.

Tabelle **14**    Nagelbefall in Abhängigkeit von unterschiedlichen internistischen Erkrankungen

| Innere Erkrankungen | Fingernagelbefall | | Zehennagelbefall | |
|---|---|---|---|---|
| | n | % | n | % |
| Diabetes mellitus (n = 6) | 6 | 100,0 | 6 | 100,0 |
| Lebererkrankung (n = 13) | 12 | 92,3 | 13 | 100,0 |
| Herzerkrankung (n = 21) | 15 | 71,4 | 19 | 90,5 |
| Lungenerkrankung (n = 4) | 3 | 75,0 | 4 | 100,0 |
| Gefäßerkrankungen (n = 19) | 15 | 78,9 | 17 | 89,5 |

Tabelle **15**    Schwere des Nagelbefalls in Abhängigkeit vom Nikotinkonsum bei Frauen

| Nagelbefall | Nichtraucherinnen (n = 21) | | Raucherinnen (n = 19) | |
|---|---|---|---|---|
| | n | % | n | % |
| Allg. Fingernagelbefall | 15 | 71,4 | 15 | 78,9 |
| 5 – 10 Finger | 12 | 57,1 | 13 | 68,4 |
| Allg. Zehennagenbefall | 20 | 95,2 | 16 | 84,2 |
| 5 – 10 Zehen | 17 | 81,0 | 13 | 68,4 |

Tabelle **16**    Schwere des Nagelbefalls in Abhängigkeit vom Nikotinkonsum bei Männern

| Nagelbefall | Nichtraucher (n = 38) | | Raucher (n = 32) | |
|---|---|---|---|---|
| | n | % | n | % |
| Allg. Fingernagelbefall | 33 | 86,8 | 28 | 87,5 |
| 5 – 10 Finger | 32 | 84,2 | 25 | 78,1 |
| Allg. Zehennagelbefall | 33 | 86,8 | 32 | 100,0 |
| 5 – 10 Zehen | 32 | 84,2 | 30 | 93,8 |

## Alkoholkonsum

Die Tab. **17** und **18** zeigen, daß 7,5 % (3/40) der Frauen und 30 % (21/70) der Männer regelmäßig Alkohol konsumieren.

Von den insgesamt 3 Frauen mit regelmäßigem Alkoholkonsum konnte bei allen ein schwererer Fingernagelbefall (Finger 5 – 10) und bei zwei ein schwererer Zehennagelbefall (Zehen 5 – 10) gefunden werden (Tab. **17**).

Bei den Männern ergab sich von den insgesamt 21 Patienten, welche regelmäßig Alkohol tranken, bei 18 ein Fingerbefall 5 – 10 und bei 17 ein Zehenbefall 5 – 10. Wie Tab. **18** erkennen läßt, konnte gegenüber den Patienten, die selten Alkohol trinken, jedoch kein vermehrter schwererer Nagelbefall festgestellt werden.

Hinsichtlich des intertriginösen, palmaren und/oder plantaren Befalls (B-Zusatz) konnten bei einem ausgeprägten Befall von $\geq 3,5$ 25 % (6/24) der Patienten mit regelmäßigem Alkoholkonsum, dagegen nur 12,8 % (11/86) der Patienten mit seltener Alkoholaufnahme gefunden werden. In den Gruppen mit geringerem B-Zusatz und bei der Schwere des Hautbefalls (PAS-Index) zeigte sich bei regelmäßiger vermehrter Alkoholmenge keine Erhöhung.

## ■ Untersuchungsbefund bei Aufnahme

### Ausprägungsformen der Psoriasis an der Haut

*Psoriasis punctata, Psoriasis guttata:* disseminierte stecknadelkopfgroße Psoriasisherde bei der Psoriasis punctata und erbsgroße Psoriasisherde bei der Psoriasis guttata, meist infolge einer Infektionserkrankung der oberen Luftwege oder Kindererkrankungen. Besonders häufig bei Kindern und Jugendlichen.

*Psoriasis nummularis:* münz- bis talergroße Psoriasisherde. Häufiges Vorkommen vorwiegend am Rumpf und im Glutäalbereich sowie an den Knien und Ellenbogen.

*Psoriasis en plaque:* meist handtellergroße oder noch größere flächige Psoriasisherde. Bevorzugte Lokalisation an den oberen und unteren Extremitäten, vorwiegend Knie und Ellenbogen.

*Psoriasis geographica:* konfluierende Psoriasisherde, die einer geographischen Landkarte ähneln. Häufige Lokalisation auf dem Rücken.

*Psoriasiserythrodermie:* erythematöse psoriatische Herde an der gesamten Hautoberfläche. Schwerste Form der Psoriasis.

Die Ausprägungsformen der Hautpsoriasis bei Nagelpsoriatikern sind in Tab. **19** aufgelistet. Die Prozentzahlen und Gesamtanzahlen ergeben über 100 % bzw. n = 110, da Mehrfachnennungen möglich waren.

Tabelle **17**  Schwere des Nagelbefalls in Abhängigkeit vom Alkoholkonsum bei Frauen

| Nagelbefall | Alkoholkonsum | | | |
| | selten (n = 37) | | regelmäßig (n = 3) | |
| | n | % | n | % |
| --- | --- | --- | --- | --- |
| Allg. Finger-nagelbefall | 27 | 73,0 | 3 | 100,0 |
| 5 – 10 Finger | 22 | 59,5 | 3 | 100,0 |
| Allg. Zehen-nagelbefall | 33 | 89,2 | 3 | 100,0 |
| 5 – 10 Zehen | 28 | 75,7 | 2 | 66,7 |

Tabelle **18**  Schwere des Nagelbefalls in Abhängigkeit vom Alkoholkonsum bei Männern

| Nagelbefall | Alkoholkonsum | | | |
| | selten (n = 49) | | regelmäßig (n = 21) | |
| | n | % | n | % |
| --- | --- | --- | --- | --- |
| Allg. Finger-nagelbefall | 43 | 87,8 | 18 | 85,7 |
| 5 – 10 Finger | 39 | 79,6 | 18 | 85,7 |
| Allg. Zehen-nagelbefall | 46 | 93,9 | 19 | 90,5 |
| 5 – 10 Zehen | 45 | 91,8 | 17 | 81,0 |

Tabelle **19**  Ausprägungsformen der Psoriasis an der Haut (n = 110)

| | n | % |
| --- | --- | --- |
| Psoriasis en plaque | 74 | 67,3 |
| Psoriasis nummularis | 49 | 44,5 |
| Psoriasis guttata | 41 | 37,3 |
| Psoriasis geographica | 6 | 5,5 |
| Psoriasis punctata | 3 | 2,7 |
| Psoriasiserythrodermie | 3 | 2,7 |

Mit Abstand am häufigsten ergab sich die Psoriasis en plaque bei 67,3 % der Patienten. Eine relative Gleichverteilung zeigte sich bei der Psoriasis nummularis mit 44,5 % und bei der Psoriasis guttata mit 37,3 %. Deutlich weniger häufig traten die Psoriasis geographica (5,5 %), die Psoriasis punctata (2,7 %) und die Psoriasiserythrodermie (2,7 %) auf.

## Ausprägungsformen der Psoriasis an den Nägeln

Die Tab. **20** und **21** zeigen die Häufigkeiten der unterschiedlichen Ausprägungsformen der Psoriasis an den Finger- bzw. an den Zehennägeln, bezogen auf die jeweilig betroffene Patientenanzahl.

Die Gesamtanzahlen und Prozentzahlen addieren sich über n = 91 (Fingernagelbefall) und n = 101 (Zehennagelbefall) bzw. über 100 %, da Mehrfachnennungen möglich waren.

Mit Abstand am häufigsten fand sich bei den 91 Patienten mit Fingernagelbefall die subunguale Keratose (78,0 % [71/91]), gefolgt vom Tüpfel mit 44,0 % (40/91) und Ölfleck mit 36,3 % (33/91) der Patienten. Deutlich weniger häufig konnten Onycholysen mit 23,1 % (21/91) und Onychodystrophien mit 12,1 % (11/91) erhoben werden (Tab. **20**).

Ein etwas anderes Bild ergab sich dagegen bei den Patienten mit Zehennagelbeteiligung. Am häufigsten konnten subunguale Keratosen mit 95,0 % (96/101) und Onychodystrophien mit 31,7 % (32/101) aufgezeigt werden. Ölflecke und Onycholysen kamen mit jeweils 2,0 % (2/101) dagegen eher selten vor (Tab. **21**). Abb. **12** verdeutlicht die unterschiedliche Verteilung der Ausprägungsfor-

men der Psoriasis an den Finger- bzw. Zehennägeln. Während bei den untersuchten Patienten an den Fingernägeln deutlich häufiger Tüpfel, Onycholysen und Ölflecke im Vergleich zu den Zehennägeln gefunden werden konnten, wiesen die Patienten an den Zehennägeln wesentlich häufiger subunguale Keratosen und Onychodystrophien als an den Fingernägeln auf.

Dieses Ergebnis ist mit p ≤ 0,001 höchst signifikant.

**Tabelle 20** Häufigkeit der unterschiedlichen Ausprägungsformen bei Fingernagelpsoriasis, bezogen auf die Gesamtpatientenzahl mit Fingernagelbefall (n = 91)

| Ausprägungsformen | n | % |
|---|---|---|
| Tüpfel | 40 | 44,0 |
| Ölfleck | 33 | 36,3 |
| Onycholyse | 21 | 23,1 |
| Subunguale Keratose | 71 | 78,0 |
| Onychodystrophie | 11 | 12,1 |

**Tabelle 21** Häufigkeit der unterschiedlichen Ausprägungsformen bei Zehennagelpsoriasis, bezogen auf die Gesamtpatientenzahl mit Zehennagelbefall (n = 101)

| Ausprägungsform | n | % |
|---|---|---|
| Ölfleck | 2 | 2,0 |
| Onycholyse | 2 | 2,0 |
| Subunguale Keratose | 96 | 95,0 |
| Onychodystrophie | 32 | 31,7 |

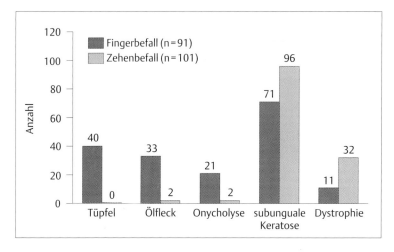

Abb. **12** Ausprägungsformen der Nagelpsoriasis.

Die Prozentzahlen und Gesamtanzahlen in den Tab. 22 und 23 ergeben über 100% bzw. n = 1100, da Mehrfachnennungen möglich waren.

Aus Tab. 22 läßt sich ersehen, daß die 1100 untersuchten Fingernägel mit Abstand am häufigsten eine subunguale Keratose (n = 499) aufzeigten, gefolgt von der Erscheinungsform Tüpfelnägel (n = 256). Eine relative Gleichverteilung ergab sich bei den Ausprägungsformen Onycholyse (n = 111) und Ölfleck (n = 100). Deutlich weniger häufig fanden sich an den Fingernägeln Onychodystrophien (n = 48).

An den Zehennägeln zeigt sich allerdings eine etwas andere Verteilung (Tab. 23). So ist zu erkennen, daß die Ausprägungsform subunguale Keratose (n = 813) auch an den 1100 untersuchten Zehennägeln mit Abstand am häufigsten zu finden war, allerdings war sie mit 73,9% deutlich höher vertreten als an den Fingernägeln mit 45,4%. Anders als an den Fingernägeln zeigte sich an den Zehennägeln an der 2. Stelle der Häufigkeit die Onychodystrophie (n = 106). Auffällig ist, daß die Onychodystrophie im Zehennagelbereich mit 9,6% mehr als doppelt so häufig auftrat als im Bereich der Fingernägel mit 4,4%. Im Gegensatz zu den Fingernägeln fanden sich an den Zehennägeln überhaupt keine Tüpfel und nur eine geringe Anzahl von Ölflecken und Onycholysen. Insgesamt war der Befall der Zehennägel mit 84,0% deutlich

höher als der Befall der Fingernägel mit 74,2% (Tab. 22, 23). Auch ließ sich feststellen, daß an 18,1% der Fingernägel, dagegen nur an 6,6% der Zehennägel an einem einzelnen Finger- bzw. Zehennagel mehr als eine psoriatische Ausprägungsform gefunden werden konnte.

Die beschriebenen Ergebnisse sind mit $p \leq 0{,}001$ höchst signifikant. Zusätzlich zeigen Tab. 22 und 23 hinsichtlich der unterschiedlichen psoriatischen Erscheinungsformen im Links-rechts-Vergleich sowohl an den Finger- als auch an den Zehennägeln keinen signifikanten Unterschied.

## Häufigkeitsverteilung der Psoriasisherde an der Haut und an den Nägeln

Tab. 24 zeigt die Häufigkeitsverteilung der Psoriasisherde an der Haut bei Nagelpsoriatikern.

Die Prozentzahlen und Gesamtanzahlen ergeben über 100% bzw. n = 110, da Mehrfachnennungen möglich waren.

Gleich häufig ergaben sich Psoriasisherde auf dem Kapillitium (n = 91) und an der unteren Extremität (n = 91). Bei 86 Patienten fand sich eine Beteiligung des glutäalen Bereiches und bei 84 der Ellenbogen. Rücken (n = 76), obere Extremität (n = 73) und die Knie (n = 72) waren nahezu gleich häufig betroffen. Die anderen aufgelisteten Kör-

Tabelle **22** Ausprägungsformen der Psoriasis an den Fingernägeln (n = 1100)

| Ausprägungsformen | Links (n) | Rechts (n) | Gesamtverteilung n | % |
|---|---|---|---|---|
| Keine | 143 | 141 | 284 | 25,8 |
| Tüpfel | 125 | 131 | 256 | 23,3 |
| Ölfleck | 53 | 47 | 100 | 9,1 |
| Onycholyse | 56 | 55 | 111 | 10,1 |
| Subunguale Keratose | 247 | 252 | 499 | 45,4 |
| Onychodystrophie | 23 | 25 | 48 | 4,4 |

Tabelle **23** Ausprägungsformen der Psoriasis an den Zehennägeln (n = 1100)

| Ausprägungsform | Links (n) | Rechts (n) | Gesamtverteilung n | % |
|---|---|---|---|---|
| Keine | 88 | 88 | 176 | 16,0 |
| Ölfleck | 1 | 2 | 3 | 0,3 |
| Onycholyse | 3 | 2 | 5 | 0,4 |
| Subunguale Keratose | 404 | 409 | 813 | 73,9 |
| Onychodystrophie | 55 | 51 | 106 | 9,6 |

Tabelle **24**   Häufigkeitsverteilung der Psoriasis an der Haut (n = 110)

| Lokalisation | n | % |
|---|---|---|
| Körperherde | 110 | 100,0 |
| Kapillitium | 91 | 82,7 |
| Untere Extremität | 91 | 82,7 |
| Glutäalbereich | 86 | 78,2 |
| Ellenbogen | 84 | 76,3 |
| Rücken | 76 | 69,1 |
| Obere Extremität | 73 | 66,4 |
| Knie | 72 | 65,5 |
| Handrücken | 38 | 34,5 |
| Dekolleté | 34 | 30,9 |
| Fußrücken | 33 | 30,0 |
| Palmoplantar | 27 | 24,5 |
| Hände | 8 | 7,2 |
| Füße | 6 | 5,4 |
| beides | 13 | 11,8 |
| Hals/Nacken | 22 | 20,0 |
| Gesicht | 20 | 18,2 |
| Intertrigines | 63 | 57,3 |
| Rima ani | 43 | 39,1 |
| Genital | 27 | 24,5 |
| Inguinal | 21 | 19,1 |
| Axillär | 19 | 17,3 |
| Submammär | 10 | 9,1 |
| Minimalformen | 70 | 63,6 |
| Aurikulär | 61 | 55,4 |
| Retroaurikulär | 42 | 38,2 |
| Umbilikal | 16 | 14,5 |
| Orbital | 7 | 6,3 |
| Labial | 1 | 0,1 |

Tabelle **25**   Häufigkeitsverteilung der Psoriasis an den Finger- bzw. Zehennägeln

| | Kein Befall | | Befall | |
|---|---|---|---|---|
| | links | rechts | links | rechts |
| 1. Finger | 26 | 26 | 84 | 84 |
| 2. Finger | 26 | 28 | 84 | 82 |
| 3. Finger | 31 | 30 | 79 | 80 |
| 4. Finger | 29 | 27 | 81 | 83 |
| 5. Finger | 31 | 30 | 79 | 80 |
| Gesamt n = 1100 | 143 | 141 | 407 | 409 |
| 1. Zeh | 10 | 12 | 100 | 98 |
| 2. Zeh | 23 | 21 | 87 | 89 |
| 3. Zeh | 23 | 18 | 87 | 92 |
| 4. Zeh | 20 | 23 | 90 | 87 |
| 5. Zeh | 12 | 14 | 98 | 96 |
| Gesamt n = 1100 | 88 | 88 | 462 | 462 |

schen den unterschiedlichen Fingern ein signifikanter Unterschied.

Ein anderes Ergebnis konnte dagegen an den Zehennägeln nachgewiesen werden. So fand sich eine signifikant höhere Beteiligung jeweils des 1. und 5. Zehennagels an Psoriasis als des 2., 3. oder 4. Zehennagels (p $\leq$ 0,01). Im Links-rechts-Vergleich konnte jedoch auch an den Zehennägeln kein Unterschied erhoben werden.

## Häufigkeitsverteilung der Onychodystrophie an den Zehennägeln

Abb. **13** beschreibt das unterschiedliche Auftreten von Nageldystrophie an den verschiedenen Zehennägeln. Erstaunlicherweise ergab sich am 1. und 5. Zehennagel mit jeweils 33,0% eine sehr viel höhere Nageldystrophierate als am 2. (10,4%), 3. (9,4%) oder 4. (14,2%) Zehennagel. Dieses Ergebnis ist mit p $\leq$ 0,01 sehr signifikant. Bei den anderen psoriatischen Erscheinungsformen konnte weder an den Finger- noch an den Zehennägeln eine derartig unterschiedliche Verteilung nachgewiesen werden.

perherde zeigten eine deutlich geringere Beteiligung. Auffällig war auch das vermehrte Auftreten von intertriginösem Befall (n = 63) und die vermehrte Erkrankung an Minimalformen der Psoriasis (n = 70). Während sich beim Befall der Intertrigines am häufigsten die Beteiligung der Rima ani aufweisen ließ, konnte bei den Patienten mit Minimalformen sehr häufig eine Erkrankung der Ohren festgestellt werden (aurikulär n = 61, retroaurikulär n = 42).

Tab. **25** stellt die Häufigkeitsverteilung der psoriatischen Veränderungen an den einzelnen Finger- bzw. Zehennägeln dar.

Interessanterweise fand sich in der Häufigkeitsverteilung der Psoriasisherde an den Fingernägeln weder im Links-rechts-Vergleich noch zwi-

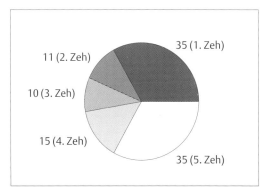

Abb. **13**  Nageldystrophie (n = 106). Verteilung an den Zehennägeln.

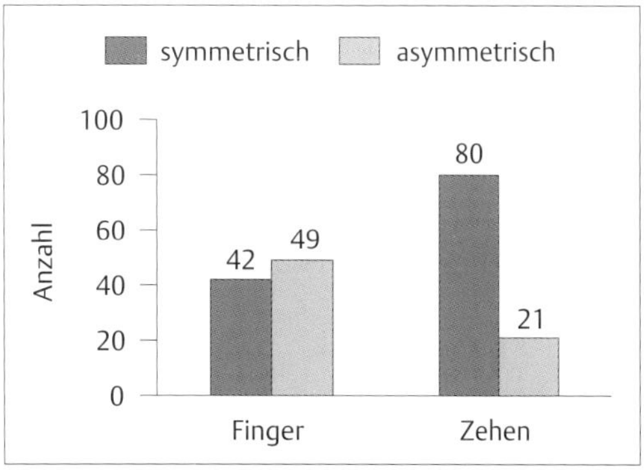

Abb. **14**  Nagelpsoriasis (n = 110). Symmetrie und Asymmetrie des Nagelbefalls.

## Symmetrie und Asymmetrie des Nagelbefalls an den Finger- und Zehennägeln

Abb. **14** stellt die unterschiedliche Verteilung des symmetrischen bzw. des asymmetrischen Befalls der psoriatischen Ausprägungsformen im Links-rechts-Vergleich an den Finger- bzw. Zehennägeln dar.

Man erkennt, daß von den insgesamt 101 Patienten mit Zehennagelbefall 80 Patienten an den Zehennägeln des linken und des rechten Fußes gleiche psoriatische Ausprägungsformen besitzen, im Gegensatz zu 21 Patienten mit unterschiedlichem Befall an den Zehennägeln des linken und rechten Fußes. An den Fingernägeln zeigte sich im Links-rechts-Vergleich dagegen eine beinahe gleiche Verteilung. Während 49 Patienten einen symmetrischen Befall zwischen den Nägeln der linken und rechten Hand aufwiesen, ergab sich bei 42 Patienten ein asymmetrischer Befall.

## Nagelbefall in Abhängigkeit vom Psoriasisbefall der Hände bzw. Füße

Aus Tab. **26** läßt sich ersehen, daß von den insgesamt 27 Patienten mit palmoplantaren Befall 8 Patienten einen ausschließlichen Befall palmar, 6 Patienten einen ausschließlichen Befall plantar und 13 Patienten einen palmoplantaren Befall aufwiesen. Interessanterweise fand sich eine signifikante Erhöhung in der Häufigkeit schwereren Fingernagelbefalls (Fingerbefall 5–10) bei den Patienten mit palmoplantaren Befall (92,3%), im Gegensatz zu den Patienten ohne palmoplantaren Psoriasisbefall (71,1%). Bei ausschließlicher Beteiligung palmar oder plantar konnte kein signifikant stärkerer Finger- bzw. Zehennagelbefall erhoben werden. Auch ergab sich keine Verstärkung der Nagelbeteiligung an den Zehennägeln bei den Patienten mit palmoplantaren Befall.

Ein zusätzlicher Handrückenbefall bei Nagelpsoriatikern konnte bei 38 und ein zusätzlicher Fußrückenbefall bei 33 der insgesamt 110 untersuchten Nagelpsoriatikern aufgezeigt werden. In Tab. **27** fällt auf, daß die Patienten mit Handrük-

Tabelle **26**  Nagelbefall in Korrelation zum palmoplantaren Psoriasisbefall

| Nagelbefall | Kein Befall (n = 83) | | Palmar (n = 8) | | Plantar (n = 6) | | Palmoplantar (n = 13) | |
|---|---|---|---|---|---|---|---|---|
| | n | % | n | % | n | % | n | % |
| Allg. Fingernagelbefall | 67 | 80,7 | 7 | 87,5 | – | – | 12 | 92,3 |
| 5–10 Finger | 59 | 71,1 | 6 | 75,0 | – | – | 12 | 92,3 |
| Allg. Zehennagelbefall | 75 | 90,4 | – | – | 6 | 100,0 | 13 | 100,0 |
| 5–10 Zehen | 70 | 84,3 | – | – | 6 | 100,0 | 11 | 84,6 |

Tabelle **27**    Nagelbefall in Korrelation zum Hand- bzw. Fußrückenbefall

| Handrücken Nagelbefall | Kein Befall (n = 72) | | Befall (n = 38) | |
|---|---|---|---|---|
| | n | % | n | % |
| Allg. Fingernagelbefall | 56 | 77,8 | 35 | 92,1 |
| 5 – 10 Finger | 48 | 66,7 | 34 | 89,5 |
| **Fußrücken** Nagelbefall | Kein Befall (n = 77) | | Befall (n = 33) | |
| | n | % | n | % |
| Allg. Zehennagelbefall | 68 | 88,3 | 33 | 100,0 |
| 5 – 10 Zehen | 62 | 80,5 | 30 | 90,9 |

kenbefall (89,5%) signifikant häufiger einen schwereren Fingernagelbefall aufwiesen als die Patienten ohne Beteiligung des Handrückens (66,7%) (p ≤ 0,01). Bei den Patienten mit Fußrükkenbefall wurde dagegen eine weniger deutliche Erhöhung in der Schwere des Zehennagelbefalls gefunden (mit Fußrückenbefall 90,9%, ohne Fußrückenbefall 80,5%).

## ■ Auslösefaktoren

### Auslösefaktoren für einen erneuten Psoriasisschub

Tab. **28** und Abb. **15** zeigen die Auflistung bzw. die grafische Darstellung der unterschiedlichen Auslösefaktoren für den erneuten Psoriasisschub. Es wird erläutert, welche Auslösefaktoren bei den Patienten im einzelnen erhoben werden konnten. Bei 26,4% der Patienten konnte kein Auslösefaktor gefunden werden. Am häufigsten wurde mit 17,3% ein Trauma angegeben. Als traumatisches Ereignis wurde sehr häufig der Tod einer nahestehenden Person für den erneuten Schub verantwortlich gemacht. Psychische Belastungssituationen (16,4%)

Tabelle **28**    Auslösefaktoren für den Psoriasisschub (n = 110)

| Auslösefaktoren | n | % |
|---|---|---|
| Nicht bekannt | 29 | 26,4 |
| Trauma | 19 | 17,3 |
| Psyche | 18 | 16,4 |
| Streß beruflich | 16 | 14,5 |
| Streß privat | 16 | 14,5 |
| Infekt | 9 | 8,2 |
| Operation | 3 | 2,7 |

standen an der 2. Stelle der Häufigkeit, dicht gefolgt von den Auslösefaktoren Streß beruflich (14,5%) und Streß privat (14,5%). Infektiöse Erkrankungen (8,2%) und kürzlich durchgeführte Operationen (2,7%) traten dagegen in geringerer Anzahl auf.

### Schwere des Haut- bzw. Nagelbefalls in Abhängigkeit von den Auslösefaktoren

In Tab. **29** fällt auf, daß der Auslösefaktor Trauma (36,8%) am häufigsten mit einem sehr schweren Hautbefall (PAS-Index ≥ 30) einhergeht, gefolgt von Infektionserkrankungen mit 33,3% und operativer Belastung mit ebenfalls 33,3%. Bei psychisch und streßbedingten Auslösefaktoren konnte dagegen eine deutlich geringere Anzahl an schwerer Hautpsoriasis gefunden werden.

Hinsichtlich intertriginösem, palmarem und/oder plantarem Befall konnte erneut bei den Faktoren Trauma (42,1%), Infektion (55,6%) und Operation (66,7%) gegenüber den anderen Faktoren ein stärkerer Befall nachgewiesen werden. Wie schon beim höheren Hautbefall ergaben sich auch beim schwereren Finger- und Zehennagelbefall am häufigsten die Auslösefaktoren Trauma, Infek-

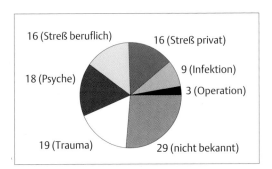

Abb. **15**    Auslösefaktoren für einen erneuten Psoriasisschub.

Tabelle **29**  Schwere des Hautbefalls in Abhängigkeit von den Auslösefaktoren

| Auslösefaktoren | PAS-Index ≥ 30 | | B-Zusatz ≥ 1,5 | |
|---|---|---|---|---|
| | n | % | n | % |
| Nicht bekannt (n = 29) | 2 | 6,9 | 10 | 34,5 |
| Trauma (n = 19) | 7 | 36,8 | 8 | 42,1 |
| Psyche (n = 18) | 3 | 16,7 | 7 | 38,8 |
| Streß beruflich (n = 16) | 2 | 12,5 | 5 | 31,3 |
| Streß privat (n = 16) | 2 | 12,5 | 6 | 37,5 |
| Infektion (n = 9) | 3 | 33,3 | 5 | 55,6 |
| Operation (n = 3) | 1 | 33,3 | 2 | 66,7 |

Tabelle **30**  Schwere des Nagelbefalls in Abhängigkeit von den Auslösefaktoren

| Auslösefaktoren | Finger 5 – 10 | | Zehen 5 – 10 | |
|---|---|---|---|---|
| | n | % | n | % |
| Nicht bekannt (n = 29) | 24 | 82,8 | 24 | 82,8 |
| Trauma (n = 19) | 17 | 89,5 | 18 | 94,7 |
| Psyche (n = 18) | 13 | 72,7 | 12 | 66,7 |
| Streß beruflich (n = 16) | 9 | 56,2 | 14 | 87,5 |
| Streß privat (n = 16) | 9 | 56,2 | 13 | 86,7 |
| Infektion (n = 9) | 8 | 88,9 | 8 | 88,9 |
| Operation (n = 3) | 2 | 66,7 | 3 | 100,0 |

Tabelle **31**  Psychische Belastung oder Isolierung in Abhängigkeit von der Schwere des Nagelbefalls

| | 0 – 4 Finger (n = 28) | | 5 – 10 Finger (n = 82) | | 0 – 4 Zehen (n = 18) | | 5 – 10 Zehen (n = 92) | |
|---|---|---|---|---|---|---|---|---|
| | n | % | n | % | n | % | n | % |
| Psychische Belastung | 18 | 64,3 | 58 | 70,7 | 12 | 66,7 | 64 | 69,6 |
| Keine psychische Belastung | 10 | 35,7 | 24 | 29,3 | 6 | 33,3 | 28 | 30,4 |
| Isolierung | 9 | 32,1 | 26 | 31,7 | 6 | 33,3 | 29 | 31,5 |
| Keine Isolierung | 19 | 67,9 | 56 | 68,3 | 12 | 66,7 | 63 | 68,5 |

tion und Operation. Auffällig ist das vermehrte Vorkommen von Streßfaktoren bei den Patienten mit schwererem Zehennagelbefall (privat 86,7%, beruflich 87,5%) gegenüber den Patienten mit schwererem Fingernagelbefall (privat 56,2%, beruflich 56,2%) (Tab. **30**).

■ **Psychische Belastung oder Isolierung durch psoriatischen Nagelbefall**

Isolierung bedeutet Meidung von öffentlichen Schwimmbädern, verstärkter Versuch, die Psoriasisherde vor Sicht zu schützen, Meidung von Berufen mit Publikumsverkehr, reduzierte Kontaktaufnahme zu anderen Menschen, soziale Verarmung.

Von den insgesamt 110 untersuchten Nagelpsoriatikern konnte bei 69,0% (76/110) der Patienten eine psychische Belastung und bei 31,8% (35/110) der Patienten eine vermehrte Isolierung gefunden werden.

Wie Tab. **31** erkennen läßt, ergab sich erstaunlicherweise weder bei den Patienten mit stärkerem Finger- (70,7%) noch bei den Patienten mit stärkerem Zehennagelbefall (69,6%) gegenüber den Patienten mit einer geringeren Ausprägungsform der Nagelpsoriasis an den Fingern (64,3%) und Zehen (66,7%) eine signifikante Erhöhung der psychischen Belastung. Ebenso konnte auch keine verstärkte Isolierung in der Patientengruppe mit schwererem Finger- bzw. Zehennagelbefall gegenüber der Patientengruppe mit geringerer Schwere der Nagelpsoriasis an den Fingern und Zehen festgestellt werden.

### ■ Dauer der Haut- bzw. der Nagelpsoriasis

### PAS-Index und B-Zusatz in Abhängigkeit von der Dauer der Hautpsoriasis

Tab. **32** zeigt die Höhe des PAS-Index in Abhängigkeit von der Dauer der Hautpsoriasis. So fällt auf, daß unabhängig von den unterschiedlichen PAS-Index-Gruppen am häufigsten eine Gesamtdauer der bestehenden Hautpsoriasis von 15–30 Jahren angegeben wurde (40,9 % [45/110]). Während sich bei den Patienten mit gering ausgeprägter Psoriasis (PAS-Index bis zu 9,9) hinsichtlich der Dauer der Psoriasis kein signifikanter Unterschied finden ließ, ergab sich in der PAS-Index-Gruppe 10–29,9 in dem Zeitintervall von 15–30 Jahren eine signifikant höhere Patientenanzahl (43,1 %) als in den übrigen Zeitintervallen ($p \leq 0,05$). Von den insgesamt 20 Patienten mit schwerer Hautpsoriasis (PAS-Index $\geq 30$) wiesen 80 % der Patienten eine Psoriasisgesamtdauer von 5–30 Jahren auf und davon wiederum 50 % eine Dauer von 15–30 Jahren. Interessanterweise konnte bei einer ausgeprägten Hautpsoriasis sowohl bei einer Psoriasisdauer von $\leq 4$ Jahren als auch bei einer Dauer von $> 30$ Jahren nur jeweils 10 % der insgesamt 20 Patienten mit einem PAS-Index von $\geq 30$ gefunden werden.

In Tab. **33** sind die Patienten, die keinen zusätzlichen B-Zusatz-Befall aufwiesen, nicht aufgelistet ($n = 46$).

Wie schon beim Psoriasisbefall der Haut konnte bei der Patientengruppe mit einem höheren B-Zusatz ($\geq 1,5$) am häufigsten eine Psoriasisgesamtdauer von 15–30 Jahren festgestellt werden (44,2 %), gefolgt von dem Zeitintervall 5–14 Jahren. Deutlich weniger häufig war eine Gesamtpsoriasisdauer von $\leq 4$ Jahren (14,0) und $> 30$ Jahren (16,2 %) vertreten ($p \leq 0,05$ %). Bei einem gerin-

ger ausgeprägten B-Zusatz (0,1 – 1,4) fand sich die höchste Patientenanzahl in der Gruppe 5–14 Jahren (38,1 %). In den übrigen Zeitintervallen war die Verteilung dagegen beinahe gleich.

### PAS-Index in Abhängigkeit vom Zeitpunkt der Erstmanifestation der Psoriasis

Aus Tab. **34** läßt sich ersehen, daß die Hautpsoriasis bei 45,5 % (50/110) der 110 untersuchten Nagelpsoriatiker im Alter von $\leq 24$ Jahren erstmalig auftrat. Eine Erstmanifestation im Alter von 25 – 49 Jahren zeigte sich dagegen bei 42,7 % (47/110). Im Alter von $\geq 50$ Jahren fand sich allerdings nur bei 11,8 % (13/110) der Patienten erstmalig das Erscheinungsbild einer Psoriasis.

Weiter zeigt Tab. **34**, daß in der Patientengruppe mit einem niedrigeren PAS-Index von bis zu 9,9 am häufigsten die Erstmanifestation einer Psoriasis im Alter von 25 – 49 Jahren lag. Ein anderes Bild ergibt sich dagegen bei einem höheren PAS-Index. In der PAS-Index-Gruppe 10–29,9 findet sich mit 50 % und in der PAS-Index-Gruppe $\geq 30$ sogar mit 55 % eine deutliche Häufung der Erstmanifestation im Alter von $\leq 24$ Jahren. Bei einem erstmaligen Auftreten einer Psoriasis im Alter von $\geq 50$ Jahren konnte hinsichtlich der Schwere des Befalls (PAS-Index) kein signifikanter Unterschied gefunden werden.

Tabelle **33**   Schwere des B-Zusatzes in Korrelation zur Dauer der Hautpsoriasis

| Dauer der Psoriasis | 0,1–1,4 (n = 21) | | ≥ 1,5 (n = 43) | |
|---|---|---|---|---|
| | n | % | n | % |
| ≤ 4 Jahre | 4 | 19,0 | 6 | 14,0 |
| 5–14 Jahre | 8 | 38,1 | 11 | 25,6 |
| 15–30 Jahre | 5 | 23,8 | 19 | 44,2 |
| > 30 Jahre | 4 | 18,2 | 7 | 16,2 |

Tabelle **32**   Schwere des PAS-Index in Korrelation zur Dauer der Hautpsoriasis

| Dauer der Psoriasis | ≤ 9,9 (n = 32) | | 10–29,9 (n = 58) | | ≥ 30 (n = 20) | |
|---|---|---|---|---|---|---|
| | n | % | n | % | n | % |
| ≤ 4 Jahre | 6 | 18,8 | 7 | 12,1 | 2 | 10,0 |
| 5–14 Jahre | 9 | 28,1 | 13 | 22,4 | 6 | 30,0 |
| 15–30 Jahre | 10 | 31,2 | 25 | 43,1 | 10 | 50,0 |
| > 30 Jahre | 7 | 21,9 | 13 | 22,4 | 2 | 10,0 |

Tabelle **34**   PAS-Index in Abhängigkeit vom Zeitpunkt der Erstmanifestation der Hautpsoriasis

| Erstmanifestation | ≤ 9,9 (n = 32) | | 10 – 29,9 (n = 58) | | ≥ 30 (n = 20) | |
|---|---|---|---|---|---|---|
| | n | % | n | % | n | % |
| ≤ 24 Jahre | 10 | 31,2 | 29 | 50,0 | 11 | 55,0 |
| 25 – 49 Jahre | 18 | 56,3 | 22 | 37,9 | 7 | 35,0 |
| ≥ 50 Jahre | 4 | 12,5 | 7 | 12,1 | 2 | 10,0 |

## Schwere des Nagelbefalls in Abhängigkeit von der Dauer der Nagelpsoriasis

Tab. **35** und **36** zeigen die Schwere des Finger- bzw. Zehennagelbefalls in Abhängigkeit von der Dauer der Nagelpsoriasis.

Auffällig ist, daß die Patienten mit einer bestehenden Fingernagelpsoriasis von bis zu 4 Jahren in 78,6 % der Fälle einen schweren Nagelbefall (5 – 10 Finger) aufwiesen. Dagegen fand sich in der Gruppe mit einer Gesamtdauer der Nagelpsoriasis von 5 – 14 Jahren bei 95 % der Patienten und in der Gruppe ≥ 15 Jahren bei 95,7 % der Patienten ein stärkerer Nagelbefall (Tab. **35**). Dieses Ergebnis ist mit $p \le 0{,}05$ signifikant.

Im Bereich der Zehennägel findet sich dagegen kein so deutlicher Unterschied. Während sich bei den Patienten mit einer Gesamtpsoriasisdauer von bis zu 4 Jahren in 86,6 % der Fälle ein Zehennagelbefall von 5 – 10 Zehen aufweisen ließ, waren in den Gruppen mit einer Dauer von 5 – 14 Jahren

Tabelle **35**   Schwere des Fingernagelbefalls in Korrelation zur Dauer der Nagelpsoriasis (n = 91)

| Dauer der Psoriasis | 5 – 10 Finger | |
|---|---|---|
| | n | % |
| ≤ 4 Jahre (n = 28) | 22 | 78,6 |
| 5 – 14 Jahre (n = 40) | 38 | 95,0 |
| ≥ 15 Jahre (n = 23) | 22 | 95,7 |

Tabelle **36**   Schwere des Zehennagelbefalls in Korrelation zur Dauer der Nagelpsoriasis (n = 101)

| Dauer der Psoriasis | 5 – 10 Zehen | |
|---|---|---|
| | n | % |
| ≤ 4 Jahre (n = 30) | 26 | 86,6 |
| 5 – 14 Jahre (n = 44) | 40 | 90,9 |
| ≥ 15 Jahre (n = 27) | 26 | 96,3 |

90,9 % und mit einer Dauer von ≥ 15 Jahren 96,3 % der Patienten schwerer befallen (Tab. **36**).

## Nagelbefall in Abhängigkeit von der Dauer der Hautpsoriasis

Tab. **37** läßt den Zusammenhang zwischen Dauer der Hautpsoriasis und Nagelbefall an den Finger- bzw. Zehennägeln erkennen.

Bei den 15 Patienten mit einer rezidivierenden Psoriasis an der Haut von bis zu 4 Jahren konnte in 53,3 % ein Nagelbefall an den Fingern und in 86,7 % an den Zehen gefunden werden. Dieser Unterschied ist mit $p \le 0{,}05$ signifikant.

Interessanterweise ergab sich in der Gruppe mit einer Psoriasisdauer von 5 – 14 Jahren ein signifikanter Anstieg des Psoriasisbefalls an den Fingernägeln mit 82,1 % gegenüber der Gruppe mit einer Dauer von bis zu 4 Jahren mit 53,3 % (p $\le$ 0,05). Dagegen konnte hinsichtlich des Zehennagelbefalls bei einem längeren Bestehen einer Psoriasis von 5 – 14 Jahren (89,3 %) gegenüber der Vorgruppe (bis zu 4 Jahren) (86,7 %) keine wesentliche Erhöhung festgestellt werden. In den Gruppen mit einer rezidivierenden Psoriasis von 15 – 30 Jahren und > 30 Jahren ließ sich weder beim Fingernagel- noch beim Zehennagelbefall gegenüber der Vorgruppe (5 – 14 Jahren) eine weitere deutliche Steigerung des Nagelbefalls nachweisen.

Tabelle **37**   Nagelbefall in Korrelation zur Dauer der Hautpsoriasis

| Dauer der Psoriasis | B-Zusatz | | | |
|---|---|---|---|---|
| | 0,1 – 1,4 (n = 21) | | ≥ 1,5 (n = 43) | |
| | n | % | n | % |
| ≤ 4 Jahre | 4 | 19,0 | 6 | 14,0 |
| 5 – 14 Jahre | 8 | 38,1 | 11 | 25,6 |
| 15 – 30 Jahre | 5 | 23,8 | 19 | 44,2 |
| > 30 Jahre | 4 | 18,2 | 7 | 16,2 |

Tabelle **38**  Schwere des Finger- und Zehennagelbefall in Korrelation zur Dauer der Hautpsoriasis

| Dauer der Hautpsoriasis | Finger 5–10 (n = 82) | | Zehen 5–10 (n = 92) | |
|---|---|---|---|---|
| | n | % | n | % |
| ≤ 4 Jahre | 5 | 6,1 | 11 | 12,0 |
| 5–14 Jahre | 22 | 26,8 | 24 | 26,1 |
| 15–30 Jahre | 38 | 46,3 | 38 | 41,3 |
| > 30 Jahre | 17 | 20,7 | 19 | 20,7 |

Tabelle **39**  Fingergelenkbefall in Korrelation zu den Ausprägungsformen der Nagelpsoriasis

| Ausprägungsformen | Gesamt (n = 33) | | DIP (n = 14) | |
|---|---|---|---|---|
| | n | % | n | % |
| Keine | 5 | 15,2 | 1 | 7,1 |
| Tüpfel | 15 | 45,5 | 1 | 35,7 |
| Ölfleck | 13 | 39,4 | 6 | 42,9 |
| Onycholyse | 14 | 42,4 | 4 | 28,6 |
| Subunguale Keratose | 21 | 63,6 | 11 | 78,6 |
| Onychodystrophie | 2 | 6,1 | 2 | 14,3 |

## Schwere des Nagelbefalls in Abhängigkeit von der Dauer der Hautpsoriasis

Aus Tab. 38 wird ersichtlich, daß die Patienten, welche unter schwerem Finger- bzw. Zehennagelbefall leiden, sich hinsichtlich der Dauer der Hautpsoriasis mit Abstand am häufigsten in der Gruppe von 15–30 Jahren befanden (Fingernagelbefall 46,3%, Zehennagelbefall 41,3%). Bei einer Dauer von 5–14 Jahren fanden sich 26,8% der Patienten mit schwerem Fingernagelbefall und 26,1% der Patienten mit schwererem Zehennagelbefall. Auch in der Gruppe > 30 Jahren ergab sich bezüglich Finger- bzw. Zehennagelbefall eine beinahe gleiche Verteilung (Fingernagelbefall 20,7%, Zehennagelbefall 20,6%).

Interessanterweise zeigte sich jedoch bei den Patienten mit einer rezidivierenden Psoriasis von bis zu 4 Jahren zwischen Finger- und Zehennagelbefall ein Unterschied. Während in dieser Gruppe nur 6,1% einen stärkeren Fingernagelbefall aufwiesen, waren es von den Patienten mit schwereren Zehennagelbefall 12,0%.

## ■ Gelenkbefall bei Nagelpsoriatikern

### Finger- und Zehengelenkbefall in Korrelation zu den Ausprägungsformen der Nagelpsoriasis

Die Gesamtanzahlen und die Prozentzahlen ergeben über n = 33 bzw. n = 14 und 100%, da Mehrfachnennungen möglich waren.

Von den insgesamt 110 untersuchten Nagelpsoriatikern konnten bei 30% (33/110) Gelenkschmerzen in den Fingergelenken erhoben werden. Von den 33 Patienten mit allgemeinen Gelenkschmerzen in den Fingergelenken gaben 14 (42,4%) Patienten gezielt auch Schmerzen in den distalen Interphalangealgelenken (DIP-Gelenk) an.

Tab. 39 zeigt, daß die 33 Patienten mit allgemeinen Fingergelenkschmerzen am häufigsten ei-

ne subunguale Keratose aufwiesen (63,6%). Eine beinahe gleiche Verteilung ergab sich bei den Ausprägungsformen Tüpfel (45,5%), Onycholyse (42,4%) und Ölfleck (39,4%). Deutlich weniger häufig fand sich die Onychodystrophie (6,1%). Bei 5 Patienten (15,2%) konnte keine Nagelbeteiligung festgestellt werden. Dagegen wurde bei den 14 Patienten mit distaler interphalangealer Fingergelenkbeteiligung nur bei einem Patienten (7,1%) kein Nagelbefall festgestellt. Hinsichtlich der schweren Ausprägungsformen wie subunguale Keratose und Onychodystrophie fand sich eine Erhöhung bei den Patienten mit DIP-Gelenk-Befall gegenüber den Patienten mit allgemeinen Fingergelenkschmerzen (subunguale Keratose 78,6%, Onychodystrophie 14,3%).

Die Gesamtanzahlen und die Prozentzahlen ergeben über n = 21 bzw. n = 11 und 100%, da Mehrfachnennungen möglich waren.

21 der insgesamt 110 in die Studie aufgeführten Nagelpsoriatiker gaben Schmerzen in den Zehengelenken an (19,0% [21/110]). Im Vergleich zum Fingergelenkbefall (30%) ließ sich somit im beschriebenen Patientengut ein deutlich niedriger Zehengelenkbefall (19%) feststellen. Dieses Ergebnis ist mit $p \leq 0{,}05$ signifikant. Bei 11 von den insgesamt 21 Patienten (52,3%) mit allgemeinen Zehengelenkschmerzen konnte ein distaler Interphalangealgelenkbefall erhoben werden.

Mit Abstand am häufigsten fand sich bei den 21 Patienten mit allgemeinen Zehengelenkschmerzen an den Zehennägeln eine subunguale Keratose (95,2%), gefolgt von der Ausprägungsform Onychodystrophie (28,6%). Eine ähnliche Verteilung ergab sich auch bei den Patienten mit DIP-Gelenk-Befall. Während sich subunguale Keratosen bei 90,9% der Patienten zeigten, konnte

Tabelle **40** Zehengelenkbefall in Korrelation zu den Ausprägungsformen der Nagelpsoriasis

| Ausprägungs-formen | Gesamt (n = 21) | | DIP (n = 11) | |
|---|---|---|---|---|
| | n | % | n | % |
| Keine | 1 | 4,8 | 1 | 9,1 |
| Onycholyse | 1 | 4,8 | 0 | 0,0 |
| Subunguale Keratose | 20 | 95,2 | 10 | 90,9 |
| Onycho-dystrophie | 6 | 28,6 | 4 | 36,4 |

bei den Onychodystrophien mit 36,4% gegenüber den Patienten mit allgemeiner Zehengelenkbeteiligung (28,6%) eine leichte Erhöhung verzeichnet werden (Tab. **40**).

## Finger- und Zehengelenkbefall in Abhängigkeit von der Schwere des Nagelbefalls

Tab. **41** läßt erkennen, daß der allgemeine Fingergelenkbefall oder der spezielle distale Interphalangealgelenkbefall weder ein signifikanter Ein-

flußfaktor auf die Nagelpsoriasis an den Fingernägeln überhaupt noch auf die Schwere des Fingernagelbefalls darstellt.

Lediglich tendenziell konnte bei den 14 Patienten mit DIP-Gelenk-Befall mit 92,9% (13/14) ein etwas höherer Nagelbefall an den Fingernägeln festgestellt werden gegenüber den 96 Patienten ohne DIP-Gelenk-Befall, wovon 81,3% (78/96) einen Psoriasisbefall an den Fingernägeln aufwiesen. Ein schwerer Nagelbefall (5 – 10 Finger) ergab sich bei 78,6% (11/14) mit DIP-Gelenk-Schmerzen, dagegen bei 74,0% (71/96) ohne DIP-Gelenk-Schmerzen.

Aus Tab. **42** geht hervor, daß der allgemeine wie auch der distale interphalangeale Zehengelenkbefall, wie schon in Tab. **41** für den Fingernagelbefall beschrieben, ebenfalls keinen signifikanten Einfluß hinsichtlich Psoriasis an den Zehennägeln überhaupt noch auf die Schwere des Befalls ausübt. Tendenziell läßt sich bezüglich der Schwere des Nagelbefalls sowohl bei den Patienten mit allgemeinem Zehennagelbefall (90,5% [19/21]) als auch bei den Patienten mit DIP-Gelenk-Befall (90,9% [10/11]) eine Erhöhung gegenüber den Patienten ohne allgemeinen Gelenkbefall (82,0% [73/89]) bzw. DIP-Gelenk-Befall (82,8% [82/99]) feststellen.

Tabelle **41** Fingergelenkbefall in Korrelation zu der Schwere des Fingernagelbefalls

| | Nagelbefall Hand (n = 91) | | Finger 5 – 10 (n = 82) | |
|---|---|---|---|---|
| | n | % | n | % |
| Fingergelenk gesamt | | | | |
| – kein Befall (n = 77) | 63 | 81,8 | 57 | 74,0 |
| – Befall (n = 33) | 28 | 84,8 | 25 | 75,8 |
| Fingergelenk DIP | | | | |
| – kein Befall (n = 96) | 78 | 81,3 | 71 | 74,0 |
| – Befall (n = 14) | 13 | 92,9 | 11 | 78,6 |

Tabelle **42** Zehengelenkbefall in Korrelation zu der Schwere des Zehennagelbefalls

| | Nagelbefall Fuß (n = 101) | | Zehen 5 – 10 (n = 92) | |
|---|---|---|---|---|
| | n | % | n | % |
| Zehengelenk gesamt | | | | |
| – Kein Befall (n = 89) | 81 | 91,0 | 73 | 82,0 |
| – Befall (n = 21) | 20 | 95,2 | 19 | 90,5 |
| Zehengelenk DIP | | | | |
| – Kein Befall (n = 99) | 91 | 91,9 | 82 | 82,8 |
| – Befall (n = 11) | 10 | 90,9 | 10 | 90,0 |

## Finger- und Zehengelenkbefall in Korrelation zur Dauer der Nagelpsoriasis

In den Tab. **43** und **44** ist der Finger- bzw. der Zehengelenkbefall in Abhängigkeit von der Dauer der Nagelpsoriasis aufgezeigt.

Aus Tab. **43** wird ersichtlich, daß sowohl die Patienten mit allgemeinem Fingergelenkbefall (39,4% [13/33]) als auch mit DIP-Gelenk-Befall (42,8% [6/14]) sich etwas häufiger in der Gruppe mit einer Psoriasisdauer von bis zu 4 Jahren befanden als in den Gruppen 5–14 Jahren und ≥ 15 Jahren.

Beim Zehennagelbefall ergab sich jedoch bei dem Patientengut mit allgemeinem Zehengelenkbefall eine stärkere Häufung in der Gruppe mit einer Psoriasisdauer von 5–14 Jahren (47,6% [10/21]). Die Patienten mit distaler interphalangealer Zehengelenkbeteiligung waren etwas häufiger in der Gruppe mit einer rezidivierenden Nagelpsoriasis von bis zu 4 Jahren vertreten (45,5% [5/11]) als in den Gruppen mit einer Dauer von 5–14 und ≥ 15 Jahren (Tab. **44**).

Ein signifikanter Einfluß bezüglich der Dauer der Nagelpsoriasis auf den Gelenkbefall konnte weder bei dem allgemeinen Finger- bzw. Zehengelenkbefall noch beim distalen interphalangealen Finger- bzw. Zehengelenkbefall festgestellt werden.

## Akute Psoriasisarthritis an den Finger- bzw. Zehengelenken in Korrelation zur Schwere des Nagelbefalls

Tab. **45** zeigt, daß sowohl alle Patienten mit einer Finger- als auch mit einer Zehenpsoriasisarthritis eine Finger- bzw. Zehennagelpsoriasis aufwiesen. Von den 10 Patienten mit einer Fingerpsoriasisarthritis hatten 30% (3/10) eine Fingerbeteiligung von 1–4 Fingern und 70% (7/10) von 5–10 Fingern.

Bei den 7 Patienten mit einer Zehenpsoriasisarthritis fanden sich bei einem Patient (14,3%) eine Nagelpsoriasis an 1–4 Zehen und bei 6 Patienten (85,7%) an 5–10 Zehen. Die Patientengruppe mit psoriatischem Finger- bzw. Zehenbefall und zusätzlicher Finger- bzw. Zehenpsoriasisarthritis ließ jedoch keine signifikante Erhöhung hinsichtlich der Schwere des Psoriasisbefalls der Finger- und Zehennägel gegenüber der Patientengruppe ohne Finger- bzw. Zehenpsoriasisarthritis erkennen.

Tabelle **43** Fingergelenkbefall in Korrelation zur Dauer der Nagelpsoriasis

| Dauer der Nagelpsoriasis | Gesamt (n = 33) | | DIP (n = 14) | |
|---|---|---|---|---|
| | n | % | n | % |
| ≤ 4 Jahre | 13 | 39,4 | 6 | 42,8 |
| 5–14 Jahre | 10 | 30,8 | 4 | 28,6 |
| ≥ 15 Jahre | 10 | 30,8 | 4 | 28,6 |

Tabelle **44** Zehengelenkbefall in Korrelation zur Dauer der Nagelpsoriasis

| Dauer der Nagelpsoriasis | Gesamt (n = 21) | | DIP (n = 11) | |
|---|---|---|---|---|
| | n | % | n | % |
| ≤ 4 Jahre | 6 | 28,6 | 5 | 45,5 |
| 5–14 Jahre | 10 | 47,6 | 4 | 36,4 |
| ≥ 15 Jahre | 5 | 23,8 | 2 | 18,1 |

Tabelle **45** Akute Psoriasisarthritis an den Finger- bzw. Zehengelenken in Korrelation zur Schwere des Nagelbefalls

| Schwere des Fingernagelbefalls | Akute Fingerpsoriasisarthritis nein (n = 81) | | ja (n = 10) | |
|---|---|---|---|---|
| | n | % | n | % |
| Finger 1–4 | 6 | 7,4 | 3 | 30,0 |
| Finger 5–10 | 75 | 92,6 | 7 | 70,0 |

| Schwere des Zehennagelbefalls | Akute Zehenpsoriasisarthritis nein (n = 94) | | ja (n = 7) | |
|---|---|---|---|---|
| | n | % | n | % |
| Zehen 1–4 | 8 | 8,5 | 1 | 14,3 |
| Zehen 5–10 | 86 | 91,5 | 6 | 85,7 |

# Diskussion

## ■ Gesamt-, Alters-, Geschlechts- und Nagelpsoriasisverteilung sowie Schwere des Hautbefalls (PAS-Index und B-Zusatz)

Die Nagelpsoriasis ist heute noch sowohl für den betroffenen Patienten als auch für den behandelnden Arzt ein ungelöstes Problem. In der Literatur wird die Nagelbeteiligung mit einer Häufigkeit von bis zu 50% angegeben (44, 45, 49, 96, 100, 141, 166–168).

Zu der hohen Zahl an betroffenen Patienten, den funktionellen und immens hohen sozialen Einschränkungen, wie z.B. Meidung und Isolierung aus der „normalen Bevölkerung", sowie deutlichen Einschränkungen in der Berufswahl steht die mangelhafte Auseinandersetzung mit dieser Sonderform der Psoriasis in der heutigen Literatur in keinem Verhältnis.

Bei der Altersverteilung zeigte sich ein nahezu ausgeglichenes Verhältnis zwischen den Gruppen 25–49 Jahren (46,4%) und ≥ 50 Jahre (50,0%). Ein sehr geringer Anteil von 3,6% befand sich dagegen in der Gruppe der ≤ 24jährigen. Der auffallend geringe Anteil der Patienten in dieser Gruppe mag zum einen darin begründet sein, daß das Durchschnittsalter in Rehabilitationszentren deutlich über dem Durchschnittsalter einer Akutklinik liegt. Zum anderen scheint jedoch auch der Schweregrad der Hautpsoriasis in jüngeren Jahren geringer zu sein.

Hinsichtlich der Geschlechtsverteilung ergab sich ein interessantes Ergebnis. Von den 110 untersuchten Nagelpsoriatikern waren 40 (36,4%) weiblichen und 70 (63,6%) männlichen Geschlechts. Es fiel jedoch auf, daß 65,0% der Frauen und 41,4% der Männer ≥ 50 Jahre alt waren. Dagegen befanden sich in der Klasse der 25- bis 49jährigen 32,5% der Frauen und 54,3% der Männer.

In der Literatur finden sich bezüglich der Geschlechtsverteilung jedoch unterschiedliche Meinungen. So geht Farber (45) bei der Psoriasis vulgaris von keiner sicheren Geschlechtsdisposition aus. Andere Autoren finden dagegen ebenfalls ein vermehrtes Auftreten des männlichen Geschlechts (10, 12, 59, 84, 98, 111). Bodmer (12) beschreibt bei seinen Psoriasispatienten mit 52,7% und Berns (10) in seiner Umfrage mit 55,2% nur ein leichtes Überwiegen des männlichen Geschlechts. Deutlicher zeigt sich dagegen der Unterschied in der Studie von Kerscher (84). Unter ihren Psoriasispatienten waren 70% Männer. Hier bleibt jedoch zu vermerken, daß ihr untersuchtes Kollektiv mit 20 Patienten eher gering war.

Interessant ist der Vergleich mit der Studie von Müller (111), der speziell Nagelpsoriatiker untersuchte und ebenfalls wie in der vorliegenden Untersuchung mit 64% ein Überwiegen der Männer fand.

Auch bezüglich der Altersverteilung ergab sich bei Müller (111) bei den männlichen Psoriatikern ähnlich wie in der vorliegenden Studie eine vermehrte Häufung in der Altersgruppe bis 50 Jahre (Altersgruppe 41–50 Jahren 78%). Ein nahezu umgekehrtes Verhältnis konnte dagegen bei der Umfrage von Berns (10) festgestellt werden. Während 60,9% der Männer mit Hautpsoriasis (keine speziellen Nagelpsoriasispatienten) ≥ 41 Jahre alt waren, befanden sich in derselben Altersgruppe nur 46,0% der Frauen. Demgegenüber waren 37,3% der Männer und 52,0% der Frauen in der Altersgruppe 16–40 Jahre.

Der erhöhte Anteil der Männer in der Altersklasse von 25–49 Jahren mit 54,3% gegenüber den Frauen mit 32,5% mag eventuell auch auf die Tatsache zurückzuführen sein, daß auch zum heutigen Zeitpunkt immer noch mehr Männer berufstätig sind als Frauen. Berufstätige werden häufiger zur Rehabilitation gedrängt, oder sie äußern wegen der rein optischen Einschränkungen eher selbst den Wunsch als Nichtberufstätige. Zum anderen werden Frauen nach heutigem Stand im Durchschnitt älter als Männer.

Dennoch erscheinen die Unterschiede in den verschiedenen Altersgruppen bezüglich der Geschlechtsverteilung zu hoch, als daß sie allein mit der Zusammensetzung des Patientengutes erklärt werden könnten. Möglicherweise ist dies jedoch auch ein Hinweis auf alters- und geschlechtsbedingte Einflüsse bei der Nagelpsoriasis, dem man in Zukunft weiter wird nachgehen müssen.

Bezüglich der Schwere des zusätzlichen Hautbefalls (PAS-Index) fand sich bei den 110 Nagelpsoriatikern folgende Verteilung: 32 (29,1%) Patienten hatten einen PAS-Index von bis zu 9,9, 58 (52,7%) Patienten von 10–29,9 und 20 (18,2%) Patienten von ≥ 30.

Überraschende Unterschiede ergaben sich hinsichtlich der Altersverteilung in den PAS-Index-Gruppierungen bis 9,9 und ≥ 30. Während von den insgesamt 32 Patienten mit einem PAS-Index von bis zu 9,9 65,6 % ≥ 50 Jahre alt waren, befanden sich 31,2 % in der Gruppe von 25 – 49 Jahren. Ein nahezu umgekehrtes Verhältnis ließ sich in der PAS-Index-Gruppe ≥ 30 finden. 65 % der Patienten gehörten zu der Gruppe 25 – 49 Jahre und 30 % zu der Gruppe ≥ 50 Jahre.

Die Mehrzahl der Männer wies mit 58,6 % einen PAS-Index von 10 – 29,9 auf. In den PAS-Index-Gruppierungen bis zu 9,9 fand sich mit 20,0 % und in der Gruppe ≥ 30 mit 21,4 % eine relative Gleichverteilung bei den Männern.

Ein anderes Ergebnis konnte dagegen bei den Frauen festgestellt werden. Am häufigsten konnte mit 45,0 % ein PAS-Index von bis zu 9,9 ermittelt werden, gefolgt von der Gruppe 10 – 29,9 mit 42,5 % und ≥ 30 mit 12,5 % der untersuchten Frauen.

Zusammenfassend läßt sich sagen, daß Patienten mit einem Alter ≥ 50 Jahre häufiger einen geringer ausgeprägten Hautbefall (PAS-Index bis 9,9) aufwiesen, während die 25- bis 49jährigen sehr häufig schwerst befallen (PAS-Index ≥ 30) waren.

Zusätzlich ist festzustellen, daß die Anzahl der Männer in der PAS-Index-Gruppe ≥ 30 im Vergleich zu den Frauen deutlich höher liegt. Dagegen zeigen die Frauen häufiger geringere Ausprägungsformen der Psoriasis (PAS-Index bis 9,9) als die Männer.

Hinsichtlich des Schweregrades fand Lomholt (98) bei seinen Psoriasispatienten eine ähnliche Verteilung wie in der vorliegenden Studie. Von insgesamt 207 untersuchten Patienten ließ sich bei 26 % eine starke, in 37 % eine mittlere und in 33 % eine geringe Ausdehnung verzeichnen.

Bei der Betrachtung des zusätzlichen intertriginösen, palmaren und/oder plantaren Befalls (B-Zusatz) waren interessanterweise 32,5 % der Frauen, jedoch 47,1 % der Männer in diesen Regionen nicht erkrankt. Zusätzlich fiel auf, daß bei einem schweren Befall (B-Zusatz ≥ 3,5) die meisten Patienten (64,7 %) ≥ 50 Jahre alt waren.

Ein Unterschied konnte auch hinsichtlich der Lokalisation (Zehen-/Fingernagelbefall) gefunden werden. Von den 110 aufgenommenen Patienten hatten 101 Patienten Zehennagel- und 91 Patienten Fingernagelbeteiligung. Während der Zehennagelbefall bei den Frauen mit 90,2 % und bei den Männern mit 92,9 % relativ ausgeglichen war, lagen die Männer bei der Fingernagelbeteiligung gegenüber den Frauen deutlich höher (Frauen 75,0 %, Männer 87,1 %).

In der Gruppe der ≥ 50jährigen wiesen 94,5 % der Patienten eine Zehennagel-, jedoch nur 78,2 %

eine Fingernagelbeteiligung auf. Bei den 25- bis 49jährigen zeigte sich dagegen kein signifikanter Unterschied (Fingernagelbefall 86,3 %, Zehennagelbefall 90,2 %).

Auffällig ist, daß die Anzahl der befallenen Finger- bzw. Zehennägel mit der Schwere des Hautbefalls (PAS-Index) signifikant zunimmt. So waren von den 32 Patienten mit einem PAS-Index von bis zu 9,9 65,6 % an 5 – 10 Fingern und 75,0 % an 5 – 10 Zehen erkrankt. In der PAS-Index-Gruppe ≥ 30 hatten dagegen von den insgesamt 20 Patienten 95,0 % eine Fingernagelbeteiligung an 5 – 10 Fingern und 100 % eine Zehennagelbeteiligung an 5 – 10 Zehen.

Zusammenfassend läßt sich sagen, daß bei den untersuchten Patienten eine höhere Beteiligung der Zehennägel gegenüber den Fingernägeln nachgewiesen werden konnte.

Während die Häufigkeit der Nagelbeteiligung bei Zehenbefall zwischen den Geschlechtern beinahe gleich war, lagen die Männer bei der Fingernagelbeteiligung gegenüber den Frauen höher.

In der Gruppe der ≥ 50jährigen konnte häufiger ein Zehennagelbefall als ein Fingernagelbefall beobachtet werden. In der Gruppe der 25- bis 49jährigen zeigte sich dagegen kein signifikanter Unterschied.

Zusätzlich konnte eine signifikante Zunahme der beteiligten Zehen- bzw. Fingernägel mit vermehrter Schwere des Hautbefalls (PAS-Index) festgestellt werden.

Im Gegensatz zur vorliegenden Studie fand sich in der Literatur häufiger ein vermehrtes Auftreten von Fingernagelbefall gegenüber Zehennagelbefall (3, 45, 91, 138, 166).

Farber u. Nall (45) berichten in ihrem Patientengut über eine Fingernagelbeteiligung von 50 % und einer Zehennagelbeteiligung von 35 %. Dieselben Autoren wiesen nach, daß bei den Patienten mit Zehennagelbeteiligung 25 % ≥ 50 Jahre und 55 % zwischen 20 und 49 Jahre alt waren. In ihrer Patientengruppe mit Fingernagelbeteiligung gehörten jedoch nur 20,1 % zu der Altersklasse ≥ 50 Jahre, und 58,1 % sind 20 – 49 Jahre. Auch in dieser Studie zeigt sich ein etwas häufigerer Zehennagelbefall gegenüber dem Fingernagelbefall bei den ≥ 50jährigen (45).

Interessanterweise sind bei den Frauen weniger häufig Fingernägel beteiligt als bei den Männern. Hier ergibt sich die Frage nach protektiven Umständen. Möglicherweise spielen kosmetische Faktoren (Nagelpflege, Nagellacke) oder auch hormonelle Größen eine Rolle.

Eine vermehrte Zehennagelbeteiligung im Alter kann auf Durchblutungsstörungen oder mangelnde Ernährung der Nägel zurückzuführen sein. Darüber hinaus ist die Wachstumsgeschwindigkeit der Zehennägel im Alter stärker reduziert als die der Fingernägel.

Weiter bemerkenswert ist, daß zwischen der Stärke des Hautbefalls und der Schwere der Nagelbeteiligung (Anzahl der betroffenen Finger- bzw. Zehennägel) eine signifikante Korrelation besteht. Hieraus läßt sich möglicherweise in Zukunft hinsichtlich des Nagelbefalls ein prognostischer Faktor ableiten.

## ■ Familienanamnese

Aus heutiger Sicht ist die Psoriasis eine erbliche Dispositionserkrankung (1, 10, 21, 56, 81, 113, 137, 142). Dies bedeutet, daß die Bereitschaft zur psoriatischen Erkrankung vererbt wird, die klinische Erstmanifestation jedoch von exogenen bzw. endogenen Provokationsfaktoren abhängig ist.

Eine genetische Relevanz zeigt sich schon in der Häufigkeit der Psoriasis bei den verschiedenen Rassengruppen. Mit Abstand am häufigsten findet sich die psoriatische Erkrankung bei den Europäern, weniger häufig bei den negriden und mongoloiden Rassen und besonders selten bei den Menschen der roten Rasse, wie den Eskimos und den südamerikanischen Indianern.

Zwillingsuntersuchungen haben ebenfalls die genetische Bedeutsamkeit der Psoriasis unterstrichen (21, 92, 131, 152, 159). Die Autoren beschreiben einen Prozentsatz der Konkordanz (Erkrankung beider Zwillinge) für eineiige Zwillinge von 62 – 72 % und für zweieiige Zwillinge von 22 – 30 %.

Eine nicht unerhebliche Rolle in bezug auf die Erblichkeit der Psoriasis spielt die Beziehung zum HLA-System (21, 81, 131, 136, 137). Patienten mit Psoriasis weisen eine signifikant erhöhte Häufigkeit der HLA-Antigene A2, B13, B27, Bw17, Bw57, Cw2, Cw6 und DR7 auf.

In der vorliegenden Studie wurde in 30,9 % der Fälle eine positive Familienanamnese verzeichnet. Während bei 30 % der Patienten in der Familie ein psoriatischer Hautbefall erhoben werden konnte, fand sich lediglich bei 14,5 % der Patienten ein psoriatischer Nagelbefall. Ein Hautbefall ließ sich etwas häufiger bei der Mutter (n = 16) und beim Bruder (n = 13) als beim Vater (n = 8) oder bei der Schwester (n = 9) ermitteln. Die Eltern waren somit in 21,8 % der Fälle und die Geschwister in 20 % der Fälle betroffen. Der Nagelbefall in der Familie zeigte jedoch eine relative Gleichverteilung auf.

Hinsichtlich der Schwere des Psoriasisbefalls (PAS-Index ≥ 30) konnte bei den Patienten mit einer positiven Familienanamnese gegenüber den Patienten mit negativer Familienanamnese kein signifikanter Unterschied gefunden werden. Von 76 Patienten mit negativer Familienanamnese hatten 15,8 % einen PAS-Index von ≥ 30, während von den 34 Patienten mit positiver Familienanamnese 23,5 % einen schweren Psoriasisbefall (PAS-Index ≥ 30) aufzeigten.

Bei einer Umfrage von Berns (10) ergab sich hinsichtlich der Familienanamnese eine deutlich höhere prozentuale Verteilung. Eine positive Familienanamnese fand sich in 52,4 % der untersuchten Patienten. Die Eltern waren in 27,8 %, die Geschwister allerdings nur in 14,8 % der Fälle beteiligt.

Das in einigen Publikationen beschriebene erhöhte Vorkommen von Hautpsoriasis beim Vater (98, 154) konnte in der vorliegenden Studie nicht bestätigt werden.

Epidemiologische Untersuchungen haben gezeigt, daß die allgemeine Erkrankungswahrscheinlichkeit für Kinder von Eltern mit Psoriasis sehr stark differiert (1, 21, 113). So fanden Andreßen (1) in ihrer Untersuchung bei Erkrankung eines Elternteils eine Psoriasiswahrscheinlichkeit von 8,1 % und Naldi (113) von 19,7 %.

Interessant sind auch die Untersuchungen von eineiigen Zwillingen. Laut mehreren Autoren liegt die Konkordanz von eineiigen Zwillingen zwischen 40 und 72 % (41, 55, 92, 137, 152, 159). Sofern der genetische Faktor jedoch eine führende Rolle spielen sollte, müßte gerade bei den eineiigen Zwillingen die Konkordanz 90 – 100 % erreichen. Erklärt werden können die niedrigeren Prozentzahlen zum einen damit, daß bis dato noch keine Manifestation erfolgt ist, zum anderen könnten auch Neumutationen oder nichterbliche Faktoren zum Tragen kommen.

In der vorliegenden Studie spielt die genetische Komponente gerade bei der Nagelpsoriasis oder auch bei der Schwere des psoriatischen Befalls eine eher untergeordnete Rolle. Dies läßt vermuten, daß umweltbedingte, klimatische und auch soziale Faktoren von größerer Bedeutung sind als die genetische Frage. Schneider (142) legte bereits 1966 dar, daß die allgemeine Disposition wahrscheinlich erblich bedingt, die Schwere des Befalls, das Manifestationsalter und die Lokalisation der psoriatischen Herde dagegen im wesentlichen Maße umweltbedingt seien.

Es ist anzunehmen, daß die genetische Komponente keine so große Rolle spielt wie ihr in der Vergangenheit zugeschrieben wurde; wichtiger sind exogene und endogene Einflußfaktoren, auf die im folgenden noch intensiver eingegangen wird.

### ■ Belastungs- oder Provokationsfaktoren

Die Bedeutung von unterschiedlichen Belastungs- oder Provokationsfaktoren auf die Rezidivierung, Unterhaltung oder Exazerbation einer Psoriasis ist in der Literatur auch heute noch umstritten.

Die vorliegende Studie soll sowohl den Einfluß von alltäglichen Belastungsfaktoren (Berufstätigkeit, Broca-Index, Nikotin- und Alkoholkonsum sowie berufliche Belastungsfaktoren) als auch von schubauslösenden Provokationsfaktoren (Trauma, Psyche, Streß, Infektion und Operation) auf die Schwere des Haut- bzw. Nagelbefalls verdeutlichen.

Ein interessanter Zusammenhang fand sich zwischen der Berufstätigkeit und der Schwere des Zehennagelbefalls.

So ergab sich in der Gruppe der Berufstätigen eine signifikant erhöhte Häufigkeit der Schwere des Zehennagelbefalls mit 91,9% gegenüber der Gruppe der Nichtberufstätigen mit 72,9%.

Hinsichtlich der Schwere des Fingernagelbefalls sowie des vermehrten intertriginösen, palmaren und/oder plantaren Befalls (B-Zusatz) konnte zwischen den beiden Gruppen kein signifikanter Unterschied gefunden werden.

Bei den Berufstätigen konnte gegenüber den Nichtberufstätigen mit einem schweren Hautbefall (PAS-Index $\geq$ 30) eine leichte Erhöhung festgestellt werden (Berufstätige 19,4%, Nichtberufstätige 16,7%). In einer Befragung von Schröpl (144) führten 42% der Patienten die Verschlechterung der Psoriasis auf eine vermehrte berufliche Belastung zurück. Starke berufliche Belastungsfaktoren wie vermehrtes Arbeiten mit Chemikalien oder im wäßrigen Milieu, mechanische Belastung und erhöhte Belastung durch Kälte und Hitze wiesen 30,9% der untersuchten 110 Nagelpsoriatiker in der vorliegenden Untersuchung auf.

Erstaunlicherweise konnte jedoch in der Gruppe der Patienten mit erheblichen beruflichen Belastungsfaktoren gegenüber der Gruppe der Patienten ohne berufliche Belastungsfaktoren kein signifikant vermehrter und schwererer Befall der Finger- bzw. der Zehennägel gefunden werden.

Einige Autoren berichten über die Auslösbarkeit des isomorphen Reizeffektes (Köbner-Phänomen) durch physikalische oder chemische Einflußfaktoren (17, 21, 76, 92, 131, 149). Unter dem Begriff isomorpher Reizeffekt versteht man das Auftreten von psoriatischen Herden durch Reizung der Haut nach einer Inkubationszeit von 10 – 14 Tagen. Zur Induktion ist die Auslösung einer epidermalen Regeneration erforderlich. Eine alleinige Störung dermaler Strukturen reicht für ein Auftreten eines Köbner-Phänomens nicht aus (21).

Ein Vergleich mit der Literatur bezüglich Einflußnahme von beruflichen physikalischen oder chemischen Belastungsfaktoren auf die Schwere des psoriatischen Nagelbefalls ist aufgrund der wenigen umfangreichen Untersuchungen über die Nagelpsoriasis nicht möglich. Die in der vorliegenden Studie signifikante Erhöhung der Schwere des Zehennagelbefalls bei Berufstätigen kann ein erster Hinweis auf relevante Einflußfaktoren bei Nagelpsoriasis sein. Möglicherweise spielen das Tragen von nicht fußgerechtem Schuhwerk oder die vermehrte Belastung der Füße z. B. durch Stehberufe eine bedeutsame Rolle. Daß exogene physikalische und chemische berufliche Belastungsfaktoren keinen schwereren psoriatischen Nagelbefall nach sich ziehen, mag mit der Struktur des Nagelmaterials zusammenhängen. Die Barriere für exogene Noxen ist im Bereich des Nagelmaterials höher als an der übrigen Haut.

In der Literatur wurde häufiger die Einflußnahme des Gewichts auf die psoriatische Erkrankung und das gehäufte Zusammentreffen von internistischen Erkrankungen wie Diabetes mellitus oder Lebererkrankungen und Psoriasis beschrieben (10, 11, 21, 45, 131, 159).

In der vorliegenden Studie wiesen 48,2% der untersuchten Nagelpsoriatiker ein starkes (> 10% bis $\leq$ 20%) bzw. ein sehr starkes (> 20%) Übergewicht auf.

Es ließen sich bei den übergewichtigen Patienten kein erhöhter PAS-Index, B-Zusatz oder stärkere Nagelbeteiligung gegenüber den normalgewichtigen Patienten feststellen. Selbst bei einem Übergewicht von > 20% zeigte sich kein stärkerer Befall. Von den 63 Patienten mit intertriginösem Befall hatten 52,3% ein Übergewicht > 10%.

Bei den Patienten mit einem Diabetes mellitus oder mit Lebererkrankungen ließ sich eine tendenzielle Erhöhung des Finger- und Zehennagelbefalls gegenüber den Patienten mit anderen internistischen Erkrankungen feststellen. Bei allen

6 Diabetikern zeigte sich ein höherer PAS-Index von $\geq 10$. Erstaunlicherweise ergab sich bei den Diabetikern jedoch kein erhöhter B-Zusatz. Die Erhöhung des intertriginösen Befalls bei den deutlich Übergewichtigen und die Zunahme des schwereren Hautbefalls (PAS-Index) bei Diabetikern läßt sich durch den verstärkten isomorphen Reizeffekt bei Adipositas und Diabetes mellitus erklären. In diesen Fällen wird durch die chronische exogene Irritation die Entwicklung eines psoriatischen Herdes gefördert.

Bei dem gehäuften Zusammentreffen von Psoriasis und Diabetes mellitus oder Lebererkrankungen muß das „natürliche Vorkommen" von diesen Erkrankungen in unserer Gesellschaft berücksichtigt werden. In den industrialisierten Ländern zählen die aufgeführten Erkrankungen zu den sogenannten Volkskrankheiten. Die Erhöhung des Finger- und Zehennagelbefalls bei Diabetes mellitus und der Lebererkrankung mag darin begründet sein, daß beide Erkrankungen zu den Stoffwechselerkrankungen zählen. Solche Erkrankungen können zur Minderdurchblutung und zum Ernährungsdefizit gerade im Bereich der Akren und somit auch zur Schädigung der Nagelstrukturen führen. Im vorgeschädigten Gewebe oder auf irritierter Haut kann sich eine psoriatische Reaktion leichter manifestieren und schwerere Formen annehmen.

Mögliche Korrelationen zwischen Alkohol- (16, 26, 57, 58, 73, 105, 107, 109, 113, 121, 127, 158, 169) bzw. Nikotinkonsum (7, 16, 72, 82, 105, 112, 113, 120, 127, 164) und Hautpsoriasis werden in der Literatur sehr kontrovers diskutiert. Zu der Frage, wie sich der Alkohol- bzw. Nikotinkonsum auf die psoriatischen Nagelveränderungen auswirkt und ob sich hinsichtlich des Geschlechts Unterschiede ergeben, finden sich jedoch in der bekannten Literatur keine differenzierten Angaben.

In der vorliegenden Untersuchung zählten 52,5% der Frauen und 54,3% der Männer zu der Gruppe der Nichtraucher und 47,5% der Frauen und 45,7% der Männer zu der Gruppe der Raucher. Interessanterweise fand sich hinsichtlich der Schwere des Fingernagelbefalls sowohl bei den Frauen als auch bei den Männern bei den Rauchern keine signifikante Erhöhung gegenüber den Nichtrauchern. Ebenfalls kein Unterschied fand sich hinsichtlich des Zehennagelbefalls zwischen den rauchenden bzw. nichtrauchenden Frauen. Die rauchenden Männer zeigten dagegen mit 100% eine signifikante Erhöhung gegenüber den nichtrauchenden Männern mit 86,8%.

Bemerkenswert ist auch, daß Raucher im Gegensatz zu den Nichtrauchern keinen signifikant erhöhten PAS-Index oder B-Zusatz aufwiesen.

Auch Higgins (72) und Nickoloff (127) konnten in ihren Studien keine Korrelation zwischen Nikotinkonsum und Verschlechterung des psoriatischen Hautbefalls finden.

Andere Autoren kommen allerdings zu gegenteiligen Ergebnissen (16, 82, 105, 112, 164). So fanden Mills u. Mitarb. (105) in einer Untersuchung zu Rauchgewohnheiten und der Hautpsoriasis in Großbritannien an 150 Patienten eine signifikante Häufung von rauchenden Psoriatikern im Vergleich zur Kontrollgruppe. Darüber hinaus berichten sie, daß bei einem Nikotinkonsum von > 20 Zigaretten pro Tag das Risiko für Psoriasis deutlich ansteigt.

Dagegen ergab sich in der vorliegenden Studie selbst bei sehr starken Rauchern (> 30 Zigaretten pro Tag) kein stärkerer Psoriasisbefall als bei den Nichtrauchern bzw. den weniger starken Rauchern.

In einer Befragung von 10 000 Norwegern zu ihrem Gesundheitszustand gehörten 58,2% der aufgeführten Psoriasispatienten zu der Gruppe der Raucher. Von den Umfrageteilnehmern ohne die Erkrankung Psoriasis rauchten dagegen nur 43,5% (16). Williams (164) vertritt sogar den Standpunkt, daß Nikotinkonsum einen größeren Einflußfaktor darstellt als der Alkoholkonsum. Naldi (112) fand in einer Untersuchung von 1994 unter 180 untersuchten Psoriatikern 43,8% Nichtraucher und 56,1% Raucher. Ein nahezu umgekehrtes Verhältnis ergab sich dagegen in der vorliegenden Studie.

Die zum Teil völlig gegenteiligen Ergebnisse mögen zum einen auf die unterschiedliche Zusammensetzung der Patientengruppen zurückzuführen sein, zum anderen aber auch auf die teilweise doch geringe Anzahl von untersuchten Patienten.

Eine andere Erklärung ist die Ambivalenz der Modulationsfaktoren, die häufig keine eindeutige Wirkungsrichtung besitzen und somit sowohl provozierend als auch inhibierend auftreten können.

Der Nikotinkonsum scheint eher keinen führenden Einfluß auf die Schwere der Haut- und Nagelpsoriasis auszuüben – allerdings mit einer Ausnahme: Bei den rauchenden Männern fand sich eine signifikante Erhöhung des Zehennagelbefalls gegenüber den nichtrauchenden Männern. Dieses Ergebnis mag als erster Hinweis auf einen möglichen geschlechtsspezifischen Unterschied bei der Nagelpsoriasis gedeutet werden.

Ähnlich wie beim Nikotinkonsum konnte auch bei der Untersuchung der Einflußnahme eines vermehrten Alkoholkonsums auf die Schwere des Hautbefalls in der vorliegenden Untersuchung keine Korrelation gefunden werden. Die Studie ergab, daß 7,5 % der Frauen, jedoch 30 % der Männer regelmäßig Alkohol konsumieren. Bei beiden Geschlechtern wurde aber bei den Patienten mit vermehrtem Alkoholkonsum weder ein schwererer Finger- noch Zehennagelbefall gegenüber der Gruppe mit geringem Alkoholkonsum festgestellt.

Ein ausgeprägter intertriginöser, palmarer und/oder plantarer Befall (B-Zusatz) von $\geq 3,5$ konnte bei 25 % der Patienten mit regelmäßigem Alkoholkonsum, dagegen nur bei 12,8 % der Patienten mit seltener Alkoholaufnahme gefunden werden.

Auch Grunnett konnte in seiner Untersuchung keine signifikante Korrelation zwischen verstärktem Alkoholkonsum und Psoriasis gegenüber der Kontrollgruppe bestätigen (57). Häufig findet sich jedoch in der Literatur die Meinung, daß eine erhöhte Alkoholmenge pro Tag ein wesentlicher Risikofaktor für die Erkrankung Psoriasis darstellt (16, 21, 26, 58, 73, 107, 109, 127, 131, 169).

Während einige Autoren den Einfluß der Alkoholmenge auf die Psoriasis nur beim männlichen Geschlecht vermuten (58, 107, 109, 169), fanden Higgins u. Mitarb. (73) keinen Unterschied zwischen den Geschlechtern.

In einer Untersuchung von Schröpl (144) schuldigten 21 % der untersuchten Patienten für die Verschlechterung der Psoriasis einen übermäßigen Alkoholkonsum an.

Braun-Falco (21) beschreibt in einer Grafik, daß Alkohol sowohl zur Verschlechterung als auch zur Verbesserung der Psoriasis führen kann. Modulationsfaktoren können somit provozierend oder inhibierend sein. Die in der Literatur häufiger festgestellte Einflußnahme von Alkoholkonsum auf die Psoriasis bei Männern mag auch darin begründet sein, daß Männer deutlich häufiger höhere Alkoholmengen konsumieren als Frauen. Dies bestätigt auch die vorliegende Studie, in der nur 7,5 % der Frauen, aber 30 % der Männer regelmäßig Alkohol tranken.

Wie schon bei der Untersuchung des Nikotinkonsums ist auch hinsichtlich des Alkoholkonsums die zum Teil mangelnde Vergleichbarkeit in der Populationszusammensetzung und -größe in den unterschiedlichen Studien zu berücksichtigen.

Der in der vorliegenden Studie erhöhte intertriginöse, palmare und/oder plantare Befall (B-Zusatz $\geq 3,5$) bei Patienten mit regelmäßigem Alkoholkonsum gegenüber den Patienten mit geringer Alkoholaufnahme läßt sich mit der bekannten verminderten Resistenz von „Alkoholikern" erklären. Sie neigen gerade im Bereich der Intertrigines zu Mykosen. Auf vorgeschädigter Haut kann sich wesentlich leichter eine verstärkte Form der Psoriasis ausbilden.

Dennoch bleibt festzuhalten, daß in der vorliegenden Studie ein vermehrter Alkoholkonsum weder eine tragende Rolle bei der Schwere der Nagelpsoriasis noch des PAS-Index spielt.

Es soll jedoch nicht verschwiegen werden, daß unabhängig von der Schwere des Befalls sich die Therapie einer Psoriasis bei den Patienten mit vermehrtem Alkoholkonsum häufig schwerer gestalten läßt.

Die psoriatische Erkrankung wird als eine polygene Dispositionskrankheit aufgefaßt, welche durch exogene oder endogene Provokationsfaktoren ausgelöst werden kann.

In der Regel manifestiert sich die Psoriasis oder ein erneuter Schub innerhalb von 14 Tagen bis 3 Wochen. Durch eine endogene Provokation wie zum Beispiel eine Streptokokkeninfektion kann eine Psoriasis dagegen schon innerhalb einer Woche auftreten (146).

In der vorliegenden Studie wurden alle Patienten hinsichtlich eines möglichen Ereignisses vor dem erneuten Psoriasisschub befragt. Bei 73,6 % konnte ein exogener bzw. ein endogener Auslösefaktor eruiert werden. Am häufigsten wurde mit 17,3 % ein Trauma angegeben. Als traumatisches Ereignis wurde sehr häufig der Tod einer nahestehenden Person für den erneuten Schub verantwortlich gemacht. Psychische Belastungssituationen (16,4 %) standen dagegen an der zweiten Stelle der Häufigkeit, dicht gefolgt von den Auslösefaktoren Streß beruflich (14,5 %) und Streß privat (14,5 %). Infektiöse Erkrankungen (8,2 %) und kürzlich durchgeführte Operationen (2,7 %) traten dagegen in geringerer Anzahl auf.

Sehr interessant war auch das Ergebnis bezüglich der Korrelation Auslösefaktor und Schwere des Haut- bzw. Nagelbefalls. Es fiel auf, daß die Auslösefaktoren Trauma, Infektionserkrankungen und operative Belastung häufiger mit einem sehr schweren Hautbefall (PAS-Index $\geq 30$) einhergingen als die anderen genannten Provokationsfaktoren. Ein verstärkter Einfluß dieser drei Faktoren be-stätigte sich sowohl beim schwereren intertriginö-sen, palmaren und/oder plantaren Befall als auch beim stärkeren Finger- und Zehennagelbefall.

Auffällig ist zudem noch das vermehrte Vor-kommen von Streßfaktoren bei den Patienten mit schwererem Zehennagelbefall (privat 86,7%, be-ruflich 87,5%) gegenüber den Patienten mit schwererem Fingernagelbefall (privat 56,2%, be-ruflich 56,2%).

Viele Autoren berichten über das Einwirken von exogenen und endogenen Stimuli auf die Ver-schlechterung der Psoriasis (8, 10, 11, 17, 19, 21, 39, 45, 54, 91, 92, 118, 159, 161). Besonders häufig werden allgemein Streßsituationen in der Litera-tur für die Exazerbation der Psoriasis verantwort-lich gemacht (10, 11, 45, 54, 92). Nach Braun-Falco (19) und Farber (45) machen 30–40% und nach Nyfors (118) 90% der Psoriasispatienten Streß für die Verschlimmerung ihrer Psoriasis verantwort-lich. In einer Umfrage von Berns (10) waren 74% der untersuchten Patienten der Meinung, daß ein Zusammenhang zwischen ihrer Psoriasis und Streß besteht. Gilbert (54) stellt in seiner Untersu-chung fest, daß 80% der Patienten davon über-zeugt sind, daß Angst, Sorgen und Streß überhaupt eine Verschlechterung der Psoriasis herbeiführen. Mit einer deutlich geringeren Prozentzahl von 30% beziffern die untersuchten Patienten bei Far-ber (45) die Einflußnahme von Streßfaktoren auf die Psoriasis, womit die Ergebnisse mit der vorlie-genden Studie vergleichbar sind. In einer Untersu-chung von Schröpl (144) gaben 42% eine verstärk-te berufliche Belastung, 37% Kummer, 35% berufli-chen Ärger, 21% Streit und 19% Angst als Streßsi-tuationen an.

Häufig wird auch die Verschlechterung der Psoriasis in einem Auftreten einer infektiösen Er-krankung gesehen (2, 17, 19, 21, 67, 91, 92, 159). So stellte Asboe-Hausen (2) bei Kindern eine Exazer-bation der Psoriasis nach Streptokokkeninfekt fest. Braun-Falco (19) berichtet in einer Fragebo-genstudie von 1972 über eine Verschlechterung der Psoriasis sogar in 73% der Fälle. Bei Hellgren (67) ergab sich dagegen in einer retrospektiven Untersuchung bei 255 Patienten in nur 15% eine infektiöse Erkrankung in Zusammenhang mit der Verschlechterung der Psoriasis. Whyte (163) und Norrlind (117) fanden bei Patienten mit einer Pso-riasis guttata in 56% (117) bzw. 85% (163) einen positiven Antistreptolysintiter.

Unter dem Begriff Trauma werden in der Lite-ratur häufig sehr unterschiedliche Ereignisse zu-sammengefaßt. Einige Autoren koppeln an diesen Begriff die rein mechanische Belastung der Haut im Sinne eines Köbner-Phänomens, andere dage-gen das körperliche Trauma bei schweren akut auftretenden Erkrankungen, wie zum Beispiel In-farkt oder Verbrennungen. Jedoch gehört zu dieser Bezeichnung auch das zwar nicht krankhafte, aber für die Frau doch häufig sehr traumatische, das heißt schmerzhafte Erleben der Geburt eines Kin-des.

Neben dem mechanischen und körperlichen Trauma durch akut auftretende Erkrankungen oder Geburt muß noch das seelische Trauma be-rücksichtigt werden. Es beinhaltet im wesentli-chen den Verlust einer nahestehenden Person, meist durch den Tod.

In der vorliegenden Studie sind unter der Be-zeichnung Trauma das schwere körperliche und seelische Trauma zusammengefaßt. So konnte 8mal ein seelisches Trauma, bedingt durch den Tod eines Elternteils, Ehepartners oder Kindes und 11mal ein körperliches Trauma festgestellt wer-den. Als körperliches Trauma wurde 4mal die Ge-burt eines Kindes, 3mal eine schwere Brandverlet-zung, 2mal ein schwerer Unfall und jeweils 1mal ein Infarkt und eine allergische Schockreaktion verzeichnet. Insgesamt konnte in 17,3% der Fälle ein körperliches oder seelisches Trauma gefunden werden.

Ähnliche Zahlen ergaben sich in einer Publi-kation von Schröpl (144), in der 19% der befragten Patienten für die Verschlechterung ihrer Psoriasis den Verlust eines Angehörigen verantwortlich machten. Eine weitaus geringere Prozentzahl fand sich dagegen in einer Dissertation von Bentler (8), der nur in 1,3% der 381 untersuchten Psoriatiker ein Trauma als Provokationsfaktor für eine ausge-dehnte Psoriasis ansah. Im Hinblick auf die er-wähnten unterschiedlichen Definitionen des Be-griffs Trauma sind die Untersuchungen nur einge-schränkt vergleichbar.

Aufgrund der in dieser Studie aufgeführten Ergebnisse hinsichtlich der Einflußnahme der un-terschiedlichen Provokationsfaktoren auf die Schwere der Haut- bzw. Nagelpsoriasis bleibt fest-zuhalten, daß die eher nicht zu beeinflussenden Auslösefaktoren wie Infektion, Operation und Trauma einen wesentlich schwereren Psoriasis-schub und schwerere Nagelbeteiligung nach sich ziehen als die besser zu beeinflussenden Provoka-tionsfaktoren wie Streß und psychische Belastung. Möglicherweise spielen die akuten, unvorbereite-ten und damit stark überschwelligen Reize wie Infektion, Operation und Trauma eine tragende Rolle in der Schwere des Psoriasisschubes an der Haut und an den Nägeln, während die eher chronisch schleichenden, sich stets wiederholenden bekannten und damit im Schwellenbereich liegenden Reize wie psychisch und streßbedingte Belastungssituationen vielleicht häufiger eine mildere Form der Psoriasis und somit auch der Nagelpsoriasis auslösen.

Das verstärkte gemeinsame Auftreten von privaten und beruflichen Streßsituationen mit schwererem Zehennagelbefall sowie die schon zuvor beschriebene erhöhte Häufigkeit der Schwere des Zehennagelbefalls bei Berufstätigkeit mögen erste Hinweise darauf sein, daß hinsichtlich der Einflußfaktoren zwischen der Schwere des Fingernagelbefalls und des Zehennagelbefalls Unterschiede bestehen.

Weder bezüglich der Einflußnahme der Belastungsfaktoren noch der Provokationsfaktoren auf die Schwere der Nagelpsoriasis findet sich in der Literatur ein Vergleich.

### ■ Psychische Belastung und Isolierung

Die psychische Belastungssituation und Isolierung des Psoriatikers ist auch in der heutigen sogenannten aufgeschlossenen Gesellschaft immer noch gegeben (13 – 15, 38, 40, 46, 53, 79, 101, 108, 130, 133, 145, 146). An dem „Aussatzeffekt" der früheren Jahrhunderte hat sich trotz vermehrter Aufklärung und deutlich größerem Wissen über die Erkrankung Psoriasis nicht viel geändert. Dies bestätigt auch die aktuell vorliegende Studie.

Von den insgesamt 110 untersuchten Nagelpsoriatikern empfanden 69,0 % ihre Erkrankung als eine stark psychische Belastung, während sich 31,8 % der Patienten vermehrt isolierten. Der Begriff Isolierung wurde im wesentlichen folgendermaßen definiert: Meidung von Publikumsverkehr, Schutz der Psoriasisherde vor Sicht, reduzierte Kontaktaufnahme und soziale Verarmung. Zu einer deutlich höheren Prozentzahl hinsichtlich Isolierung kommt Jobling (79) in seiner Untersuchung. So berichtet er, daß von den 156 untersuchten Patienten 84 % Schwierigkeiten in der sozialen Kontaktaufnahme angaben. Stankler (146) stellte in einer Befragung von 100 Psoriatikern fest, daß viele der Befragten vor allem unter der verminderten Aktivität, z. B. im sportlichen Bereich, bedingt durch ihre Psoriasis, litten. Sofern sichtbare Körperteile betroffen waren, seien die Einschränkungen noch größer gewesen.

In einer Studie von Finlay (46) wurden 47 Psoriatikern folgende Fragen gestellt: Beeinträchtigt die Psoriasis ihr Leben? Haben sie deswegen sportliche Aktivitäten und Hobbys aufgegeben? 65,9 % der Patienten fühlten sich durch die Erkrankung beeinträchtigt, und davon wiederum stoppten 46,8 % der Befragten die sportlichen Aktivitäten. 34 % der untersuchten Patienten gaben keinerlei Beeinträchtigung durch die Psoriasis an.

Ramsay (130) stellte in einer Umfrage von Psoriasispatienten fest, daß 46 % der Psoriatiker mit mildem Krankheitsverlauf und 60 % bzw. 72 % mit mittelschwerem und schwerem Verlauf den Besuch von Schwimmbädern meiden, 35 % gehen nicht zum Frisör und 40 % meiden sportliche Aktivitäten aufgrund der psoriatischen Erkrankung.

Im Gegensatz zu Finlay (46), der die Isolierung mit 46,8 % beziffert, war in der vorliegenden Untersuchung bei 31,8 % der Patienten eine Isolierung zu verzeichnen. Erstaunlicherweise ergab sich hier weder bei den Patienten mit stärkerem Finger- (70,7 %) noch bei denen mit stärkerem Zehennagelbefall (69,6 %) gegenüber den Patienten mit einer geringeren Ausprägungsform der Nagelpsoriasis an den Fingern (64,3 %) und Zehen (66,7 %) eine signifikante Erhöhung der psychischen Belastung. Ebenso konnte auch keine verstärkte Isolierung in der Patientengruppe mit schwererem Finger- bzw. Zehennagelbefall gegenüber der Patientengruppe mit geringerer Schwere der Nagelpsoriasis an den Fingern und Zehen festgestellt werden.

Offensichtlich ist die vermehrte psychische Belastung nicht von der Schwere des Haut- bzw. Nagelbefalls abhängig, sondern vielmehr von der Lokalisation der Herde. Sofern für außenstehende Personen psoriatische Herde erkennbar sind, selbst wenn diese nur gering ausgeprägt sind, bedeutet dies für den Patienten schon eine psychische Belastung.

Dies mag in der Historie begründet sein. In biblischen Schriften werden unter der Bezeichnung „Zaraath" unterschiedliche Hauterkrankungen zusammengefaßt, darunter auch die Psoriasis. Patienten mit solchen Hauterkrankungen galten als unrein und wurden von der übrigen Gesellschaft ausgestoßen. Sie wurden sozial völlig isoliert.

Diese Ausgrenzung verdeutlicht auch ein Auszug aus dem „Medizinalwesen Württemberg" von 1910: „Aussätzigen und Aussatz-Verdächtigen ist der Besuch von öffentlichen Badeanstalten, Barbier- und Frisiergeschäften, Schulen und dergleichen zu untersagen" (108).

An diesem Problem des „Aussatzeffektes" hat sich bis heute noch nicht viel verändert, obwohl gerade in den letzten Jahrzehnten von Ärzten und Medien vermehrt Aufklärung betrieben wurde. Jahrhundertelang gefestigte Meinungen und Traditionen lassen sich nur schwer ins Gegenteil verkehren. Sichtbar veränderte Herde an der Haut oder an den Nägeln werden auch heute noch vielfach zu einer vermehrten Distanz zu den Erkrankten führen. Möglicherweise nimmt die Angst vor Ansteckung im Zeitalter von Aids wieder zu, obwohl sie natürlich unbegründet ist.

Eine intensivere Aufklärung der Bevölkerung wird auch in Zukunft weiter vorangetrieben werden müssen, um Psoriatiker aus ihrer ungewollten Isolation herauszuholen.

Neben der privaten und sozialen Beeinträchtigung spielt die berufliche Seite keine unerhebliche Rolle.

Wichtiger und effektiver ist deswegen die Weiterentwicklung der Therapie der Psoriasis, und hier besonders der Nagelpsoriasis, da vor allem die Hände und die dazugehörigen Nägel in vielen Berufen wie Koch, Bäcker, Frisör, Berufen mit Publikumsverkehr und vielen mehr vorzeigbar sein müssen.

Neue Therapien, die eine Abheilung der Haut und der Nägel erreichen könnten, würden es dem Psoriatiker erlauben, von der „Aussätzigengesellschaft" wieder in die „normale Gesellschaft" zu wechseln mit allen ihren Vor- und Nachteilen, wobei für den Psoriatiker die Vorteile hinsichtlich Integration sehr wahrscheinlich überwiegen.

## ■ Untersuchungsbefund bei Aufnahme

Der Psoriasisherd ist gekennzeichnet durch eine erythematöse Makula oder eine erythematöse flache Papel. Auf diesen Herden findet sich eine fein- bis groblammeläre Schuppenbildung. Bei Progredienz der Herde zeigt sich um diese häufiger ein roter Hof, bei Rückbildung dagegen ein heller Hof.

Psoriasisherde werden diagnostiziert durch drei typische Phänomene:

- Kerzenfleckphänomen. Das Abkratzen der Schuppen wird verglichen mit dem Abschaben von einer Wachskerze.
- Phänomen des letzten Häutchens. Nach Abtragung der Schuppung läßt sich beim weiteren Kratzen ein dünnes und feucht wirkendes Häutchen erkennen. Dieses Häutchen stellt die letzte Epidermisschicht über die Papillenspitzen dar.

- Auspitz-Phänomen. Wird diese Epidermisschicht durch weiteres Kratzen entfernt, verletzt man die Kapillaren der Papillenkörper, so daß eine punktförmige Blutung auftritt (Phänomen des blutigen Taus).

Der Psoriasisherd ist in seinem Aufbau bei jedem Patienten monoton. Ein anderes Bild ergibt sich dagegen hinsichtlich von Größe, Konfiguration, Lokalisation, Verteilung, Schweregrad und Symmetrie der Herde. In der vorliegenden Studie wurden an der Haut sechs unterschiedliche Ausprägungsformen unterschieden. Die ausführlichen Definitionen finden sich auf S. 17.

Mit Abstand am häufigsten ergab sich die Psoriasis en plaque bei 67,3 % der Patienten. Eine relative Gleichverteilung zeigte sich bei der Psoriasis nummularis mit 44,5 % und bei der Psoriasis guttata mit 37,3 %. Deutlich weniger häufig traten die Psoriasis geographica (5,5 %), die Psoriasis punctata (2,7 %) und die Psoriasiserythrodermie (2,7 %) auf.

Am häufigsten waren die Psoriasisherde auf Kapillitium (n = 91), unterer Extremität (n = 91), Glutäalbereich (n = 86), Ellenbogen (n = 84), Rücken (n = 76), oberer Extremität (n = 73) und Knie (n = 72) lokalisiert.

Intertriginöser Befall ergab sich bei 63, und Minimalformen wurden bei 70 der untersuchten Patienten beobachtet. Beim intertriginösen Befall waren die Rima ani (n = 43) und bei den Minimalformen die aurikuläre (n = 61) und retroaurikuläre Lokalisation (n = 42) bevorzugt befallen. An den Nägeln wurden fünf Ausprägungsformen unterschieden, die auf S. 7 ff. ausführlich beschrieben und erläutert werden.

Interessanterweise zeigten sich zwischen Fingernagel- und Zehennagelbefall bezüglich der Häufigkeitsverteilung der unterschiedlichen Ausprägungsformen deutliche Unterschiede.

An den Fingernägeln wurden häufiger subunguale Keratosen (78,0 %), Tüpfel (44,0 %) und Ölflekke (36,3 %), seltener dagegen Onycholysen (23,1 %) und Onychodystrophien (12,1 %) beobachtet.

An den Zehennägeln ergaben sich mit Abstand am häufigsten eine subunguale Keratose (95,0 %), gefolgt von der Onychodystrophie (31,7 %). Damit sind diese beiden Ausprägungsformen an den Zehennägeln wesentlich häufiger vertreten als an den Fingernägeln. Sehr selten fanden sich im Gegensatz zu den Fingernägeln an den Zehennägeln Ölflecke (2,0 %) und Onycholysen (2,0 %). Tüpfel konnten an den Zehennägeln nicht erhoben werden.

Bezogen auf die Gesamtanzahl der untersuchten Fingernägel (n = 1100) zeigte sich an 499 (45,4%) Nägeln eine subunguale Keratose, an 256 (23,3%) Tüpfel, an 111 (10,1%) eine Onycholyse, an 100 (9,1%) ein Ölfleck und an 48 (4,4%) eine Onychodystrophie.

Dagegen fanden sich bei den 1100 untersuchten Zehennägeln deutlich häufiger eine subunguale Keratose (813 befallene Nägel = 73,9%) und Onychodystrophien (106 befallene Nägel = 9,6%). Das Auftreten von Ölflecken (3 befallene Nägel) und Onycholysen (5 befallene Nägel) zeigte sich hingegen sehr selten. Darüber hinaus waren deutlich weniger Zehennägel (176 [16,0%]) als Fingernägel (284 [25,8%]) nicht durch psoriatische Nagelveränderungen befallen.

Hinsichtlich der Häufigkeitsverteilung der Psoriasisherde an den unterschiedlichen Fingernägeln fand sich interessanterweise weder im Links-rechts-Vergleich noch zwischen den einzelnen Fingern ein signifikanter Unterschied.

Ein anderes Ergebnis konnte dagegen an den Zehennägeln nachgewiesen werden. So zeigte sich jeweils eine signifikant höhere Beteiligung des 1. und 5. Zehennagels an Psoriasis als des 2., 3. oder 4. Zehennagels. Im Links-rechts-Vergleich konnte jedoch auch an den Zehennägeln kein Unterschied erhoben werden.

Weiter fiel auf, daß sich an dem 1. und 5. Zehennagel eine signifikant höhere Onychodystrophierate fand als an den übrigen Zehennägeln.

Bei den anderen psoriatischen Erscheinungsformen konnte weder an den Finger- noch an den Zehennägeln eine derartig unterschiedliche Verteilung nachgewiesen werden.

Bemerkenswerte Ergebnisse wurden auch bezüglich des symmetrischen bzw. asymmetrischen Nagelbefalls erhoben. Von den 91 Patienten mit Fingernagelerscheinungen wiesen 49 Patienten einen symmetrischen und 42 Patienten einen asymmetrischen Befall auf. Dagegen ließ sich bei den 101 Patienten mit Zehennagelbefall in 80 Fällen eine Symmetrie und in 21 Fällen eine Asymmetrie erkennen.

Auch wurde der Zusammenhang zwischen der Schwere des Nagelbefalls und des palmoplantaren bzw. Handrücken-/Fußrückenbefalls untersucht. Interessanterweise fand sich eine signifikante Erhöhung in der Häufigkeit schwereren Fingernagelbefalls (Fingerbefall 5 – 10) bei den Patienten mit palmoplantaren Befall (92,3%), im Gegensatz zu den Patienten ohne palmoplantaren Psoriasisbefall (71,1%).

Ein ebenfalls signifikant häufigeres Auftreten von schwererem Fingernagelbefall ergab sich auch bei den Patienten mit zusätzlichem Handrückenbefall (89,5%) gegenüber den Patienten ohne Befall (66,7%).

Erstaunlicherweise konnten bei schwererer Zehennagelbeteiligung weder eine signifikante Korrelation zum palmoplantaren Befall noch zum Fußrückenbefall gefunden werden.

Während man sich in der Literatur häufiger mit den Prädilektionsstellen und den unterschiedlichen Ausprägungsformen bei der Hautpsoriasis auseinandersetzte (10, 21, 22, 43, 56, 66, 84, 91, 92, 106, 114, 128, 131, 137, 157), konnten keine differenzierten Angaben hinsichtlich Ausprägungsformen, Verteilung, Schweregrad und symmetrischem Befall an den Finger- und Zehennägeln sowie Korrelation zwischen Nagelbefall und palmoplantarem wie auch Hand- und Fußrückenbefall erhoben werden.

Von vielen Autoren werden am häufigsten die Lokalisationen Knie, Ellenbogen, behaarter Kopf (21, 56, 92, 131, 157) Glutäalbereich (21, 56, 131) und intertriginöse Bereiche (21, 131, 157) genannt. So beschreiben die Autoren Krueger (92) und van de Kerkhof (157), daß bei der psoriatischen Erkrankung am häufigsten der behaarte Kopf befallen ist, gefolgt von den Lokalisationen Knie und Ellenbogen. Während bei Krueger die Knie häufiger beteiligt waren als die Ellenbogen, herrschten bei van de Kerkhof umgekehrte Verhältnisse.

In der vorliegenden Studie fand sich neben der Beteiligung von Kapillitium, Glutäalbereich, Ellenbogen und Knie jedoch auch sehr häufig ein Befall an der unteren Extremität, am Rücken und an der oberen Extremität.

Diese eher nicht so typischen Lokalisationen bestätigen sich auch in einer Umfrage von Berns (10). Er berichtet, daß sich bei seinen Patienten bei 91,03% eine Beteiligung der Arme und Beine zeigte, wobei er allerdings keine Aufschlüsselung hinsichtlich Ellenbogen, Knie und weiterer Bereichen der oberen und unteren Extremität vollzog. Weiter ergab seine Befragung einen Befall von Kapillitium und Gesicht in 86,55%, des Rumpfes in 76,23% und palmoplantar in 26,91% der Fälle. Auch bezüglich des palmoplantaren Befalls waren die Ergebnisse mit der vorliegenden Untersuchung vergleichbar (24,5%).

Bezüglich der Ausprägungsform der Psoriasis fand Kerscher (74) in ihrer Untersuchung von 20 Psoriasispatienten vergleichbare Ergebnisse. Mit Abstand am häufigsten konnte die Psoriasis en plaque mit 65 % erhoben werden. In 15 % ergab sich eine Psoriasis guttata und in 20 % der Fälle eine Mischform zwischen Psoriasis en plaque und Psoriasis guttata. Interessanterweise fand sich keine Psoriasis nummularis, was möglicherweise mit der geringen Patientenzahl zu begründen ist.

Die vorliegende Studie zeigte, daß die Psoriasis en plaque sehr häufig an den stark beanspruchten Hautstellen wie Ellenbogen, Knie, Kapillitium und Glutäalbereich auftrat. Diese Hautstellen unterliegen einer vermehrten mechanischen Reizung mit einer deutlich höheren epidermalen Erneuerungsrate. Galosi (50) berichtet sogar über eine wesentlich gesteigerte epidermale Erneuerungsrate bei Psoriatikern gegenüber Nichtpsoriatikern. So wird das Kapillitium z. B. durch das tägliche Haarekämmen gereizt. Einen ausgeprägten Befall der glutäalen Region findet man z. B. häufig bei Kraftfahrern, die sich durch ihre Fahrtätigkeit einer vermehrten Scheuerbelastung und damit mechanischer Reizung in dieser Region aussetzen müssen. Der erhöhte intertriginöse Befall axillär, inguinal, genital, submammär und an der Rima ani läßt sich ebenfalls durch vermehrte Reizeinwirkung wie z. B. stärkere Wärmeentwicklung und vermehrte Sekretproduktion erklären. Mykotische Infektionen, die in diesen Regionen nicht selten sind, provozieren zusätzlich eine Reizwirkung.

Dennoch konnte die Studie nachweisen, daß neben den klassischen Lokalisationen auch Hautareale wie obere und untere Extremität und Rücken häufig, zum Teil sogar häufiger als die sogenannten Prädilektionsstellen befallen sind. Diese Lokalisationen zeigten sich oft bei der Psoriasis guttata und nummularis. Die genannten Ausprägungsformen finden sich des öfteren bei einem sehr hohen Eruptionsdruck, wie z. B. nach einer Angina, verursacht durch Streptokokken. Zudem konnten auch häufig plaqueartige Herde an den oberen und unteren Extremitäten (Knie- und Ellenbogenbefall ausgenommen) festgestellt werden. Es soll betont werden, daß der Befall der unteren Extremität die zweite Stelle der Häufigkeit von Psoriasisherden in der vorliegenden Studie einnimmt; und die untere Extremität gehört nicht zu den sogenannten Prädilektionsstellen. Die Ergebnisse dieser Studie sollen unterstreichen, daß Psoriasis in jeder Hautregion auftreten kann.

Das vermehrte Auftreten von subungualen Keratosen und Onychodystrophien an den Zehennägeln gegenüber den Fingernägeln, der geringere Nichtbefall der Zehennägel gegenüber den Fingernägeln, der vermehrte symmetrische Befall der Zehennägel gegenüber den Fingernägeln und die erhöhte Onychodystrophierate am 1. und 5. Zeh könnte auf einen vermehrten Reizeffekt durch zu enge Schuhe oder Schuhwerk überhaupt zurückzuführen sein. Möglicherweise tritt eine Minderdurchblutung und dadurch bedingte Mangelernährung an den Zehennägeln häufiger auf als an den Fingernägeln. Darüber hinaus könnten vermehrte Nagelpflege und das Auftragen von Nagellacken auf die Fingernägel protektive Faktoren darstellen.

Weiter dürfte das vermehrte Auftreten von Onychomykose an den Zehennägeln gegenüber den Fingernägeln bei der Schwere des psoriatischen Nagelbefalls keine unbedeutende Rolle spielen.

Eine Erhöhung des schwereren Fingernagelbefalls bei palmoplantarem und Handrückenbefall mag ein erster Hinweis auf die Einflußnahme des Hautbefalls (Hautbefall in unmittelbarer Umgebung der Nägel) auf die Nagelpsoriasis sein. Möglicherweise läßt sich in Zukunft von der Schwere des Hautbefalls ein prognostischer Faktor für den psoriatischen Nagelbefall ableiten.

## ■ Dauer der Haut- bzw. der Nagelpsoriasis

Eine Reihe von Autoren hat sich zwar mit der Erstmanifestation der Hautpsoriasis beschäftigt (10, 21, 39, 42, 45, 56, 98, 103, 118, 137), jedoch findet bezüglich der Nagelpsoriasis in der Literatur kaum eine Auseinandersetzung statt. Auch Fragen zum Einfluß der Dauer der bestehenden Haut- bzw. Nagelpsoriasis auf die Schwere des Haut- bzw. Nagelbefalls (PAS-Index, B-Zusatz, Anzahl der Finger- bzw. Zehennagelbeteiligung) sowie Fragen sowohl des Nagelbefalls überhaupt als auch der Schwere der Nagelbeteiligung von der Dauer der Hautpsoriasis sind bis heute noch offen und wenig diskutiert.

In der vorliegenden Studie konnte bei 45,5 % der 110 untersuchten Patienten die Erstmanifestation der Hautpsoriasis im Alter $\leq 24$ Jahren, bei 42,7 % zwischen 25 und 49 Jahren und nur bei 11,8 % im Alter $\geq 50$ Jahren erhoben werden. Interessanterweise gaben 56,3 % der Patienten mit einem niedrigeren PAS-Index von bis zu 9,9 am häufigsten die Erstmanifestation einer Psoriasis im Alter von 25 – 49 Jahren an, während bei einem deutlich höheren PAS-Index von 10 – 29,9 50 % und von $\geq 30$ sogar 55 % der jeweiligen Patientengruppe Psoriasis erstmals im Alter von $\leq 24$ Jahren auftrat.

Bezüglich der Erstmanifestation der Psoriasis an der Haut finden sich in der Literatur sehr kontroverse Meinungen. Das Durchschnittsalter des erstmaligen Auftretens der Hautpsoriasis reicht bei Lomhold (98) von 12,5 Jahren bis zu 36 Jahren in einer Untersuchung von Farber (42) in Hong Kong an 88 Patienten. Farber u. Nall (45) beziffern dagegen das Durchschnittsalter der Erstmanifestation auf 25 Jahre. In dieser Studie wurden 5600 Patienten untersucht. Bei 10% trat die Psoriasis erstmalig vor dem 10. Lebensjahr, bei 35% vor dem 20. Lebensjahr und bei 58% vor dem 30. Lebensjahr in Erscheinung. Bei einer Untersuchung von 245 Kindern konnten Nyfors u. Lemhold (118) ein Durchschnittsalter für die Erstmanifestation der psoriatischen Erkrankung von 8,1 Jahren erheben.

Vergleichbar mit der vorliegenden Studie konnten auch Henseler (68) und Farber (45) in ihren Studien ein Beginnalter vor dem 40. Lebensjahr in $^2/_3$ bis $^3/_4$ der untersuchten Patienten feststellen. Dagegen machen die von Hoede (74) bereits errechneten Summenkurven deutlich, daß bei schon ca. 80% der Patienten mit Hautpsoriasis die Erstmanifestation vor dem 30. Lebensjahr und bei ca. 90% vor dem 40. Lebensjahr lag. Die hier zum Teil sehr unterschiedlich aufgeführten Ergebnisse der Autoren mögen neben der unterschiedlichen Zusammensetzung der Patientengruppen auch darin begründet sein, daß verschiedene klimatische Verhältnisse und genetische Faktoren zum Tragen kommen.

Mit Abstand am häufigsten konnte in der vorliegenden Studie mit 41% eine Gesamtpsoriasisdauer von 15–30 Jahren erhoben werden, gefolgt von 25,4% mit 5–14 Jahren und 20% mit > 30 Jahren. Weniger häufig ergab sich eine Gesamtdauer der Hautpsoriasis von bis zu 4 Jahren (13,6%). Vergleichbare Ergebnisse fanden sich in der Umfrage von Berns (10). Die höchste Anzahl mit 43,9% war 16–30 Jahre mit der Erkrankung Psoriasis konfrontiert, dagegen 29,1% 6–15 Jahre und 25,5% > 30 Jahre. Im Gegensatz zur vorliegenden Untersuchung konnte Berns jedoch bei einer Psoriasisdauer von bis zu 5 Jahren mit 1,3% deutlich geringere Patientenzahlen aufweisen.

Mehrere Autoren (39, 103, 137) berichten, daß die Erstmanifestation der Psoriasis abhängig ist von der Schwere der Psoriasis. Sie sind der Meinung, je früher die Psoriasis erstmals in Erscheinung tritt, desto schwerer ist die Verlaufsform. Laut Ergebnissen der vorliegenden Studie ist diese Auffassung nicht uneingeschränkt zu teilen. In dieser Studie ließ sich nämlich bei den Patienten

mit gering ausgeprägter Psoriasis (PAS-Index bis zu 9,9) hinsichtlich der Dauer der Psoriasis kein signifikanter Unterschied finden, dagegen wiesen 80% der Patienten mit schwerer Hautpsoriasis (PAS-Index ≥ 30) eine Psoriasisgesamtdauer von 5–30 Jahren auf und davon wiederum 50% eine Dauer von 15–30 Jahren.

Bemerkenswert ist aber, daß sowohl bei einer Psoriasisdauer von ≤ 4 Jahren als auch bei einer Dauer von > 30 Jahren nur jeweils 10% der insgesamt 20 Patienten mit einem PAS-Index von ≥ 30 beobachtet wurden.

Wie schon beim schweren Psoriasisbefall der Haut konnte bei den Patienten mit stärkerem intertriginösen, palmaren und/oder plantaren Befall (B-Zusatz ≥ 1,5) am häufigsten eine Psoriasisgesamtdauer von 15–30 Jahren festgestellt werden (44,2%).

Auch die Ergebnisse in der vorliegenden Untersuchung konnten zwar bestätigen, daß sich ein schwererer Hautbefall (PAS-Index ≥ 30) häufiger bei einer frühen Erstmanifestation (≤ 24 Jahren) einstellt. Dennoch sollte hieraus nicht zwangsläufig geschlossen werden, daß je länger eine Psoriasis besteht, diese um so ausgeprägter in Erscheinung tritt.

Diese Studie konnte eindeutig herausstellen, daß bei einer Psoriasisdauer von 5–30 Jahren der Psoriasisbefall an der Haut sehr viel häufiger schwerere Formen annimmt als bei einer relativ kurzen Dauer von bis zu 4 Jahren oder aber bei einem sehr langen Bestehen von > 30 Jahren.

In dem Zeitraum von 5–30 Jahren ließ sich wiederum bei einer Psoriasisdauer von 15–30 Jahren noch eine deutliche Steigerung hinsichtlich Schwere des Hautbefalls erkennen.

Laut Ergebnissen dieser Studie spielt die Dauer der psoriatischen Erkrankung offensichtlich keine unerhebliche Rolle bezüglich der Schwere des Befalls (PAS-Index).

Möglicherweise ist in den ersten Jahren die Rezidivrate als ein potenzierender Faktor auf die zukünftigen Psoriasisschübe anzusehen. Auf der anderen Seite mag die Rezidivierung der Psoriasiseffloreszenzen über einen Zeitraum von über 30 Jahren dazu veranlassen, protektive Faktoren auszubilden, so daß die Schübe mildere Verlaufsformen annehmen.

Weiter scheint auch das Lebensalter Einfluß zu nehmen. Dies bestätigen bereits beschriebene Resultate dieser Studie. So waren von den 32 Patienten mit einem PAS-Index von bis zu 9,9 65,5% ≥ 50 Jahre und 31,2% zwischen 25 und 49 Jahre alt.

Ein nahezu umgekehrtes Verhältnis fand sich bei einem ausgeprägten Psoriasisbefall (PAS-Index $\geq 30$). 65% der Patienten gehörten zu der Gruppe 25 – 49 Jahren und 30% zu der Gruppe $\geq 50$ Jahre.

Hier mag die reduziertere Zellerneuerungsrate mit Zunahme des Lebensalters eine Erklärung sein. Die psoriatische Erkrankung, welche sich durch eine überschießende Proliferations- und Zellerneuerungsrate auszeichnet, verliert somit zwangsläufig in einem Lebensalter physiologisch verminderter Zellvermehrung an Aktivität und somit Aggressivität.

Bei Zunahme der Dauer der Nagelpsoriasis findet sich sowohl bei der Finger- als auch bei der Zehennagelpsoriasis ein stärkerer Befall (5 – 10 Finger bzw. Zehen). Während sich bei einer Nagelpsoriasisdauer von bis zu 4 Jahren in 78,6% (Fingernagelbefall) bzw. 86,6% (Zehennagelbefall) eine schwerere Nagelbeteiligung nachweisen ließ, ergaben sich bei einer Gesamtdauer der Nagelpsoriasis von $\geq 15$ Jahren 95,7% (Fingernagelbefall) bzw. 96,3% (Zehennagelbefall).

Interessant ist auch der Einfluß der Dauer der Hautpsoriasis auf die Nagelpsoriasis. So ergab sich in der Gruppe mit einer Psoriasisdauer von 5 – 14 Jahren ein signifikanter Anstieg des Psoriasisbefalls an den Fingernägeln mit 82,1% gegenüber der Gruppe mit einer Dauer von bis zu 4 Jahren mit 53,3%. Dagegen konnte hinsichtlich des Zehennagelbefalls bei einem längeren Bestehen einer Psoriasis von 5 – 14 Jahren (89,3%) gegenüber der Vorgruppe (bis zu 4 Jahren) (86,7%) keine wesentliche Erhöhung festgestellt werden. Weiter erwähnenswert ist, daß in den Gruppen mit einer rezidivierenden Psoriasis von 15 – 30 Jahren und > 30 Jahren sich weder beim Fingernagel- noch beim Zehennagelbefall gegenüber der Vorgruppe (5 – 14 Jahren) eine weitere deutliche Steigerung des Nagelbefalls nachweisen ließ.

Betrachtet man nun die Schwere des Nagelbefalls in Hinblick auf die Dauer der Hautpsoriasis, so findet sich ein schwererer Finger- bzw. Zehennagelbefall am häufigsten bei einer Gesamtpsoriasisdauer an der Haut von 15 – 30 Jahren (Fingernagelbefall 46,3%, Zehennagelbefall 41,3%). In den Gruppen von 5 – 14 Jahren und > 30 Jahren ließ sich eine stärkere Beteiligung der Finger- bzw. Zehennägel durch Psoriasis in einer jeweils nahezu gleichen prozentualen Verteilung feststellen. Interessanterweise zeigte sich jedoch bei den Patienten mit einer rezidivierenden Psoriasis von bis zu 4 Jahren in 6,1% der Fälle eine stärkere Fingernagelbeteiligung, dagegen waren mit 12,0% nahe-

zu doppelt soviele Patienten von einem schwereren Zehennagelbefall betroffen.

Es bleibt festzuhalten, daß die Dauer der Nagelpsoriasis Einfluß auf die Schwere des psoriatischen Nagelbefalls ausübt. Die Wahrscheinlichkeit, nach einer Nagelpsoriasisdauer von > 15 Jahren eine schwere psoriatische Nagelbeteiligung (5 – 10 Finger/Zehen) auszubilden, beträgt sowohl für den Finger- als auch für den Zehennagelbefall über 95%.

Auch nicht ohne Einfluß sowohl auf die Nagelpsoriasis überhaupt als auch die Schwere der Nagelpsoriasis bleibt die Dauer der Hautpsoriasis. So steigt bei einem Bestehen der Hautpsoriasis von $\geq 5$ Jahren mit 82,1% die Fingernagelbeteiligung (unabhängig von der Schwere des Befalls) gegenüber der Gruppe mit einer Dauer der Hautpsoriasis von bis zu 4 Jahren mit 53,3% sprunghaft an. Eine hohe Beteiligung der Fußzehennägel (unabhängig von der Schwere des Befalls) findet dagegen schon in den ersten Jahren (bis zu 4 Jahren) der Hautpsoriasis statt. Weiter bleibt zu vermerken, daß ein schwererer Finger- wie auch Zehennagelbefall (Befall 5 – 10 Finger bzw. Zehen) am häufigsten bei einer Gesamtpsoriasisdauer an der Haut von 15 – 30 Jahren auftrat (Fingernagelbefall 46,3%, Zehennagelbefall 41,3%).

In diesem Zusammenhang soll noch einmal erwähnt werden, daß diese Studie aufzeigen konnte, daß auch zwischen der Stärke des Hautbefalls (PAS-Index) und der Schwere der Nagelbeteiligung eine signifikante Korrelation besteht. Weiter konnte sowohl ein palmoplantarer Befall als auch ein Handrückenbefall und damit Hautbefall in unmittelbarer Umgebung der Nägel als Einflußfaktor auf den schwereren Fingernagelbefall (nicht jedoch Zehennagelbefall) gefunden werden. Der auch hier wiederkehrende Unterschied zwischen Finger- und Zehennagelbefall könnte, wie schon zuvor beschrieben, mit einem vermehrten Reizeffekt durch Schuhwerk, dadurch bedingter Minderdurchblutung und Mangelernährung, erhöhtem Vorkommen von Mykose an den Zehennägeln oder protektiven Faktoren wie vermehrter Nagelpflege oder Auftragen von Nagellacken auf die Fingernägel zu begründen sein.

Es mag allerdings auch ein erster Hinweis darauf sein, daß Finger- und Zehennagelbeteiligung durch Psoriasis noch nicht erkannten unterschiedlichen Einflußfaktoren unterliegen.

Diesem Umstand wird man in Zukunft noch weiter nachgehen müssen.

Weiter könnte die signifikante Korrelation zwischen der Dauer der Hautpsoriasis sowie der Schwere der Hautpsoriasis (PAS-Index) und der Schwere der Nagelbeteiligung in Zukunft als prognostischer Faktor sowohl für den psoriatischen Nagelbefall überhaupt als auch für die Schwere des Nagelbefalls dienen.

## ■ Psoriatischer Gelenkbefall

Die Morbidität der Arthritis psoriatica liegt bei 0,02 – 0,1 %. 5 – 7 Prozent aller Psoriatiker erkranken zusätzlich an einer Psoriasisarthritis (21, 77, 115, 131, 132, 147).

In der Literatur wird der Beginn der Psoriasisarthritis in 55 – 70 % der Fälle nach Erstmanifestation der Psoriasis an der Haut angegeben, in 15,5 – 30 % der Fälle zeitgleich, und in 13 – 14,5 % der Fälle trat die Psoriasisarthritis vor den ersten Hauterscheinungen auf (21, 32, 77, 129).

Eine genetische Disposition wird auch bei der psoriatischen Arthritisform diskutiert. Die Untersuchung des HLA-Systems hat ergeben, daß sich bei der Psoriasis arthropatica eine Häufung gewisser HLA-Muster, wie z. B. B27, Cw6, DR3, DR4, DR7, A26 und B17 finden ließ. Allerdings kann die genetische Basis nicht allein auf das HLA-System zurückzuführen sein. Auch bei dieser Erkrankung wird ein multifaktorielles Geschehen vermutet. Neben bestimmten HLA-Konstellationen müssen noch individualspezifische Provokationsfaktoren eine erhebliche Rolle spielen.

Das Hauptmanifestationsalter für die Psoriasis arthropatica liegt im 3. – 4. Lebensjahrzehnt (77, 131). Männer und Frauen sind etwa gleich häufig betroffen, nach dem Befallsmuster der Gelenkbeteiligung gibt es jedoch einige Unterschiede. Im wesentlichen lassen sich fünf unterschiedliche Formen der Psoriasisarthritis finden:

● Befall der kleinen Hand- und Fingergelenke (70 %),
● Befall im Sinne einer seronegativen rheumatoiden Arthritis (15 %),
● ausschließlicher Befall der distalen Interphalangealgelenke (5 %),
● Spondylitis psoriatica (5 %),
● Arthritis mutilans (5 %).

*Kleine Hand- und Fingergelenke.* Bei diesem Befallsmuster ist häufig nur ein Gelenk beteiligt (Monoarthritis). Bevorzugt sind die kleinen Fingergelenke betroffen. Anfänglich zeigt sich eine Synovitis. Durch weitergehende Gelenkbeteili-

gung und Entzündungen im periartikulären Gewebe kann sich ein sogenannter Wurstfinger bzw. eine Wurstzehe mit ausgeprägter Schwellung der befallenen Phalanx entwickeln.

*Seronegative rheumatoide Arthritis.* Bei dieser Form zeigen sich ähnliche entzündliche Veränderungen wie bei der chronischen rheumatoiden Polyarthritis. Die rheumaserologischen Untersuchungen sind jedoch negativ. Auch fehlen andere Zeichen für die chronische rheumatoide Polyarthritis wie Rheumaknoten und Anämie sowie Erhöhung der CRP- und BSG-Werte. Häufig findet sich ein Befall der Metakarpophalangealgelenke. Frauen sind in stärkerem Maße befallen als Männer.

*Distale Interphalangealgelenke.* Bei dieser Ausprägungsform ergibt sich ein Befall der distalen Interphalangealgelenke der Finger und Zehen. Häufiger erkranken anfänglich ein oder nur wenige Finger- bzw. Zehengelenke in asymmetrischer Anordnung. Männer sind in höherem Maß betroffen als Frauen. Auf diese Erkrankungsform soll weiter unten noch stärker eingegangen werden.

*Spondylitis psoriatica.* Der Befall der Wirbelsäule kann mit einer Spondylitis und/oder einer ein- oder beidseitigen Sakroiliitis einhergehen. Diese Form kann zu schwersten Einschränkungen der Beweglichkeit in der Wirbelsäule führen. HLA-Untersuchungen ergaben bei den erkrankten Patienten eine Häufung von HLA-B27. Von der Spondylitis sind Männer in stärkerem Umfang betroffen als Frauen. Die Sakroiliitis ist dagegen gleich verteilt.

*Arthritis mutilans.* Diese schwerste Form der psoriatischen Gelenkerkrankung hat durch akroosteolytische Veränderungen eine Verkürzung der Finger und Zehen zur Folge. Bei schwerster Ausprägung lassen sich die Glieder teleskopartig ineinanderschieben. Diese Verkrüppelung bezeichnet man auch als Opernglashand. Die Patienten sind in ihrer Bewegung sehr stark eingeschränkt. Häufig finden sich auch Osteolysen in den Wirbelgelenken. Das weibliche und das männliche Geschlecht sind gleich häufig betroffen.

Das klinische Bild einer Psoriasisarthritis kann mit Morgensteifigkeit in den Fingergelenken beginnen. Im akuten Schub finden sich dann eine Synovialisschwellung, periartikuläres Ödem, Druckschmerzhaftigkeit und Bewegungseinschränkung der Gelenke. Zusätzlich können Fieber und eine Erhöhung von Entzündungszeichen im

Blut auftreten. Vorwiegend über den kleinen Gelenken kann sich eine Hautrötung zeigen, welche häufig durch dermale psoriatische Beteiligung hervorgerufen wird, durch die lokale Entzündung der Gelenke jedoch verstärkt werden kann.

Beim Auftreten einer Psoriasisarthritis konnte eine Erhöhung der psoriatischen Nagelbeteiligung festgestellt werden.

Laut mehreren Autoren (24, 34, 77) findet sich bei einer ausschließlich dermalen Psoriasis eine Nagelbeteiligung von 30%, bei einer Arthritis psoriatica jedoch von bis zu 90%. Besonders häufig soll sich bei einem Befall der distalen Interphalangealgelenke eine Beteiligung der Nägel durch Psoriasis nachweisen lassen (34, 129, 168).

Die vorliegende Studie vermittelt mehr Informationen über die Einflußnahme der Ausprägungsformen der Nagelpsoriasis, die Schwere des Nagelbefalls und die Dauer des Nagelbefalls auf die Finger- und Zehengelenkbeteiligung im allgemeinen sowie auf die distale interphalangeale Gelenkbeteiligung im speziellen. Von den insgesamt 110 untersuchten Nagelpsoriatikern gaben 30% Gelenkschmerzen in den Fingergelenken, dagegen nur 19% in den Zehengelenken an. Von den 30% (33 Patienten) mit Fingergelenkbeschwerden konnte bei 14 Patienten und von den 19% (21 Patienten) mit Zehengelenkbeteiligung bei 11 Patienten gezielt auch eine Beteiligung der distalen interphalangealen Gelenke erhoben werden.

Interessant waren die Ergebnisse bezüglich der Verteilung der Ausprägungsformen der Nagelpsoriasis bei allgemeiner Finger- bzw. Zehengelenkbeteiligung und distaler Interphalangealbeteiligung.

Bei der schwersten Ausprägungsform der Psoriasis an den Nägeln, der Onychodystrophie, fand sich bei den Patienten mit Gelenkschmerzen im distalen interphalangealen Gelenk sowohl im Bereich der Zehen als auch der Finger gegenüber den Patienten mit allgemeinen Finger- bzw. Zehengelenkbeschwerden eine Erhöhung (allgemeiner Fingergelenkbefall 6,1%, DIP-Befall 14,3%) (allgemeiner Zehengelenkbefall 28,6%, DIP-Befall 36,4%).

Interessant ist auch der Nichtbefall der Nägel durch Psoriasis bei allgemeiner und bei speziell distaler interphalangealer Gelenkbeteiligung. Während 5 der insgesamt 33 Patienten mit allgemeinen Fingergelenkbeschwerden keinen Nagelbefall aufwiesen, war es bei den Patienten mit DIP-Befall nur ein Patient. Somit wiesen von den 14 Patienten mit DIP-Befall 92,8% eine Nagelbeteili-

gung durch Psoriasis auf. Im Bereich der Zehennägel war sowohl von den Patienten mit allgemeinen als auch mit speziellen distalen interphalangealen Gelenkbeschwerden nur 1 Patient frei von Nagelerscheinungen.

Der in der vorliegenden Studie gefundene hohe Anteil der Nagelbeteiligung beim gleichzeitigen Befall der distalen interphalangealen Gelenke bestätigt sich auch in der Literatur.

So beschreibt auch Hornstein (77) 1980 in seinem Buch in dem Kapitel über die Psoriasis arthropatica, daß sich bei dermaler Psoriasis in 30% der Fälle, bei der Psoriasis arthropatica jedoch in 90% der Fälle eine mehr oder minder deutliche Affektion der Nägel finden läßt.

Weiterhin wurde in der vorliegenden Studie auch untersucht, ob eine Korrelation zwischen der Schwere des Nagelbefalls sowie der Dauer der Nagelpsoriasis und des allgemeinen bzw. speziellen interphalangealen Gelenkbefalls besteht. In den Untersuchungen ließ sich jedoch ein signifikanter Zusammenhang nicht feststellen.

Des weiteren sollte untersucht werden, ob ein schwererer psoriatischer Nagelbefall Einfluß auf die akute Psoriasisarthritis an den Finger- und Zehengelenken ausüben kann. Von den insgesamt 110 Nagelpsoriatikern konnte bei 10 Patienten eine Finger- und bei 7 Patienten eine Zehengelenkpsoriasisarthritis erhoben werden.

Ein signifikanter Zusammenhang zwischen der Schwere des psoriatischen Nagelbefalls und der akuten Psoriasisarthritis konnte allerdings nicht gefunden werden. Zu diesen Untersuchungen bestehen in der Literatur keine vergleichenden Ergebnisse.

Die vermehrte Nagelbeteiligung bei einer psoriatischen distalen interphalangealen Gelenkbeteiligung mag darin begründet sein, daß die zusätzliche lokale Entzündung als isomorpher Reizeffekt im Nagelbereich fungiert.

Zum Abschluß dieses Teilgebietes der psoriatischen Erkrankung soll betont werden, daß auch in der heutigen Zeit eine Beteiligung der Gelenke durch Psoriasis noch zu häufig zu spät erkannt wird. Die dann bereits entstandenen Schäden sind in der Regel nicht mehr rückbildungsfähig.

Aus diesem Grunde ist es um so wichtiger, sich zukünftig auch daran zu erinnern, daß Nagelbefall durch die psoriatische Erkrankung überhaupt und erst recht schwerster Nagelbefall wie die Onychodystrophie ein erster Hinweis auf eine mögliche psoriatische Beteiligung vorwiegend der DIP-Gelenke sein kann.

# Therapie der Nagelpsoriasis
# Photosensibilisierung und UV-Therapie

## Geschichte der Photochemotherapie

Eine Photochemotherapie wurde erstmalig vor ca. 3000 Jahren in Ägypten zur Behandlung der Vitiligo eingesetzt. Die betroffenen Hautpartien wurden mit lichtsensibilisierenden Pflanzenextrakten eingerieben und anschließend dem Sonnenlicht ausgesetzt. Da die Vitiligoerkrankten zu der Zeit ähnlich wie die Lepraerkrankten als Aussätzige behandelt wurden, nahmen viele Patienten neben der gewünschten Repigmentierung auch häufig schwerste toxische Reaktionen in Kauf.

Aufbauend auf diese Jahrtausende alte Anwendung von Pflanzenextrakten zur Lichtsensibilisierung gelang es 1948 EL Mofty (37), Furocumarine wie z. B. 8-Methoxypsoralen (8-MOP) aus den bekannten Pflanzenextrakten zu isolieren. In weiteren Untersuchungen stellte er fest, daß diese Furocumarine für die Lichtsensibilisierung der Haut verantwortlich gemacht werden konnten. Damit war der Grundstein für die Weiterentwicklung der Photochemotherapie gelegt.

Da sich trotz deutlich verbesserter Technik die phototoxischen Reaktionen nach lokaler Anwendung von Furocumarinen nicht befriedigend reduzieren ließen, setzte sich in Europa und in den Vereinigten Staaten Anfang der siebziger Jahre verstärkt die orale Photochemotherapie durch. Bei diesem Verfahren wurden den Patienten ca. 2 Stunden vor der UV-A-Bestrahlung Furocumarine verabreicht, wodurch eine gleichmäßigere therapeutische Wirkung erzielt wurde.

1974 wurde von Parrish u. Mitarb. (123) die orale Photochemotherapie auch erstmalig zur Behandlung der Psoriasis vulgaris eingesetzt. Nachfolgestudien bewiesen die gute Wirksamkeit dieser neuen Therapieform (70, 104, 165).

Ein anderes Verfahren der Photochemotherapie führten Fischer u. Alsins (47) bereits 1976 in Skandinavien ein. Sie applizierten in ein Warmwasserbad die lichtsensibilisierende Substanz Trioxsalen (TMP) und führten anschließend ebenfalls eine UV-A-Bestrahlung durch. Die Furocumarine wurden somit nicht oral eingenommen, sondern gleichmäßig von außen der Haut zugeführt. Dieses Therapieverfahren kam fast 20 Jahre ausschließlich in Skandinavien zur Anwendung. Erst in den letzten Jahren führte man die PUVA-Bad-Photochemotherapie, allerdings mit dem Furocumarin 8-MOP, auch verstärkt international ein.

## Orale Photochemotherapie und PUVA-Bad-Photochemotherapie im Vergleich

Aufgrund der besseren Verträglichkeit und der geringeren Nebenwirkungen der PUVA-Bad-Photochemotherapie gegenüber der oralen Photochemotherapie wird diese neuere Methode von vielen Autoren in den letzten Jahren stärker favorisiert (23, 29, 83, 85, 99, 135, 156).

Die systemische PUVA-Therapie ist bei vielen chronischen und schwer verlaufenden Hauterkrankungen einsetzbar und auch wirksam.

Zu diesen Erkrankungen gehören u. a. die Psoriasis vulgaris, Psoriasis pustulosa, Mykosis fungoides, atopische Dermatitis, Vitiligo, polymorphe Lichtdermatose, Lichen ruber, Parapsoriasis en plaque (21, 64, 93).

Die Vorteile dieser Methode liegen in der einfachen Handhabung, dem geringen Zeitaufwand, der schnellen Applikationsform, der guten Steuerbarkeit und einem besseren kosmetischen Ergebnis durch die Ganzkörperbräunung.

Nachteilig dagegen sind die systemischen Nebenwirkungen wie die häufig mit der 8-Methoxypsoralen-Tabletteneinnahme verbundene Übelkeit.

Zudem bestehen bei der oralen Photochemotherapie eine Reihe von absoluten Kontraindikationen: Leber- und Nierenfunktionsstörungen, Melanome oder andere maligne Hauttumoren in der Anamnese, allergische bzw. pseudoallergische Reaktionen auf Psoralene sowie Kinderwunsch, Gravidität oder Laktation. Als relative Kontraindikationen gelten ein Lebensalter unter 12 Jahren, Behandlung mit Zytostatika, vorherige Arsentherapie und lichtprovozierbare Dermatosen. Die wichtigsten Langzeitnebenwirkungen sind ophthalmologische Schädigung in Form von Kataraktbildung und die Karzinogenität.

Nach hohen Dosen von UV-A-Strahlung kann sich eine Katarakt bilden. Aufgrund dieser Erkenntnis erfordert die orale PUVA-Therapie das konsequente Tragen einer sogenannten PUVA-Brille, welche für UV-A-Strahlen nicht durchlässig ist. Zusätzlich muß beachtet werden, daß UV-A-Strahlung Glasscheiben durchdringen kann.

Ausgesprochen problematisch ist die Karzinogenität der photochemotherapeutischen Therapie, welche in der Literatur vermehrt beschrieben wurde (4, 5, 21, 134, 151). Barth (4) berichtete 1993 über das Auftreten von 5 Basaliomen, 1 Spinaliom am Hoden und 1 Keratoakanthom nach PUVA-Therapie bei einer Gruppe von 3584 Patienten.

Hönigsmann (75) fand bereits in seiner Untersuchung von 1987 vermehrt Hautkarzinome im Bereich des männlichen Genitales, so daß grundsätzlich die Abdeckung der Genitalregion bei einer PUVA-Bestrahlung als empfehlenswert anzusehen ist.

Um das Risiko der Karzinogenität durch PUVA-Therapie zukünftig besser abschätzen zu können, werden noch weitere Studien hinsichtlich Veranlagung, Beeinflussungsfaktoren und Dosis-Wirkungs-Beziehungen erforderlich sein.

Die PUVA-Bad-Photochemotherapie hat entscheidende Vorteile gegenüber der oralen PUVA-Photochemotherapie.

Durch die lokale Form der Applizierung der lichtsensibilisierenden Substanz fehlen bei dieser Methode die systemischen Nebenwirkungen, wie z. B. gastrointestinale Beschwerden, Leber- oder Nierenfunktionsstörungen, da die systemische Resorption von 8-MOP bei lokaler Applikation nur sehr gering ist (31, 153). Dagegen können die systemischen Nebenwirkungen bei der oralen PUVA-Therapie laut Literatur bis zu 21 % betragen (99, 155).

Ein weiterer wichtiger Vorteil ist, daß die nichtgebadeten Hautareale keine Lichtsensibilisierung aufweisen und somit das kostenintensive Anfertigen und Tragen einer speziellen PUVA-Brille zur Vermeidung einer Kataraktbildung nicht erforderlich ist.

Ebenfalls hervorzuheben ist, daß die kumulativen UV-A-Dosen bei der PUVA-Bad-Therapie deutlich geringer sind (ca. 20 % der für die konventionelle Therapie benötigten Dosis) als bei der konventionellen PUVA-Therapie (29, 83, 99), so daß das Karzinomrisiko bei der neueren PUVA-Bad-Methode als deutlich geringer einzuschätzen ist (9, 62).

Untersuchungen aus Skandinavien, wo die Bad-Photochemotherapie schon fast 20 Jahre Anwendung findet, zeigen, daß die dort mit TMP durchgeführte Badtherapie für die Patienten ein wesentlich geringeres karzinogenes Risiko aufweist als das konventionelle Verfahren (69, 97, 150).

Als Nachteile dieser Methode sind der erhöhte Zeitaufwand zur Vorbereitung des Bades für das medizinische Personal, die schwierigere Steuerbarkeit, die leichtere Überdosierung und die damit verbundenen phototoxischen Reaktionen und mögliche fleckige Hyperpigmentierungen im Bereich des Eintauchrandes zu nennen.

Die verstärkte Hyperpigmentierung ist auf eine vermehrte Wirkstoffansammlung an der Wasseroberfläche zurückzuführen, die sich durch langsame Bewegungen des Patienten im Bad und damit verbundene regelmäßige Vermischung der Wirksubstanz reduzieren läßt.

Die Dosierung und Steuerung der Therapie bedarf stets der Kontrolle durch einen auf diesem speziellen Gebiet erfahrenen Arzt.

Indikationen für die PUVA-Bad-Photochemotherapie sind u. a. Psoriasis vulgaris, Psoriasis palmoplantaris, Lichen ruber, Urticaria pigmentosa, zirkumskripte Sklerodermie, lymphomatoide Papulose und pagetoide Retikulose. Die Wirksamkeit der Therapie bei den genannten Hauterkrankungen wurde von mehreren Autoren in deren Untersuchungen bestätigt (20, 23, 29, 35, 47, 63, 65, 83, 86 – 88, 125, 160, 162).

Wegen der guten Wirkungs-Nebenwirkungs-Relation findet die PUVA-Bad-Photochemotherapie international zunehmend Anerkennung.

## Untersuchungsergebnisse

### ■ Therapieergebnisse

### Therapieergebnisse bei Finger- bzw. Zehennagelbefall

Zunächst einige Begriffserläuterungen:

*Abheilung:* völlige Erscheinungsfreiheit aller zuvor psoriatisch erkrankter Nägel, jeweils bezogen auf einen Patienten.

*Verbesserung:* Verbesserung der psoriatischen Onychopathie an den befallenen Nägeln, hin zu einer weniger schweren Form, jeweils bezogen auf einen Patienten.

*Stagnation:* keine Veränderung der psoriatischen Onychopathie an allen befallenen Nägeln, jeweils bezogen auf einen Patienten.

Wie die Abb. **16a** und **b** zeigen, hatten 91 der 110 untersuchten Patienten eine psoriatisch veränderte Onychopathie an den Fingernägeln und 101 Patienten an den Zehennägeln. Während 31,9% (29/91) mit Fingernagelbefall völlig abheil-

ten, waren es bei den Patienten mit Zehennagelbefall 23,8% (24/101). Auch die Verbesserungsrate lag bei der Patientengruppe mit psoriatisch veränderten Fingernägeln mit 49,5% (45/91) deutlich höher als bei der Patientengruppe mit einer psoriatischen Onychopathie an den Zehennägeln mit 37,6% (38/101). Ein sehr signifikanter Unterschied ergab sich sogar bezüglich der Stagnationsrate zwischen den einzelnen Gruppen. Mit 38,6% (39/101) lag sie bei den Patienten mit Zehennagelbeteiligung mehr als doppelt so hoch wie bei den Patienten mit Fingernagelbeteiligung (18,7% [17/91]).

### Abheilungsrate in Abhängigkeit von der Lokalisation der Onychopathie

Von den insgesamt 1100 untersuchten Fingernägeln konnte an 816 Nägeln eine psoriatische Onychopathie gefunden werden. Wie Tab. **46** zeigt, fand sich bezüglich der Häufigkeitsverteilung der Psoriasisherde weder an den unterschiedlichen Fingern noch im Links-rechts-Vergleich ein signifikanter Unterschied. Weiter ließ sich bei allen Fingernägeln gleich welcher Lokalisation kein signifikanter Unterschied hinsichtlich der Abheilungsrate finden. Die Abheilungsrate lag an der linken Hand mit 40,5% nur unwesentlich höher als an der rechten Hand mit 37,7%.

Wie aus Tab. **47** zu ersehen ist, konnte von den 1100 untersuchten Zehennägeln an 924 eine psoriatische Erkrankung festgestellt werden. Anders als an den Fingernägeln fand sich an den Zehennägeln eine signifikant höhere Beteiligung jeweils des 1. und des 5. Zehennagels. Im Links-rechts-Vergleich konnte jedoch auch an den Zehennägeln kein signifikanter Unterschied gefunden werden. Die Abheilungsrate war wie schon an den Fingernägeln auch an den Zehennägeln unabhängig von der Lokalisation nahezu identisch. Interessanterweise lag die Abheilungsrate an den psoriatisch befallenen Zehennägeln um fast 10% niedriger als an den Fingernägeln. So betrug sie am linken Fuß 31,0% und am rechten Fuß 29,7%.

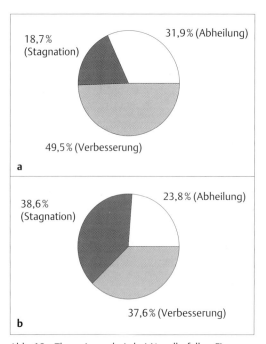

Abb. **16** Therapieergebnis bei Nagelbefall. **a** Fingernagelbefall (n = 91). **b** Zehennagelbefall (n = 101).

Tabelle **46** Abheilungsrate der Fingernägel in Abhängigkeit von der Lokalisation im Links-rechts-Vergleich

| Lokalisation | Vor der Therapie erkrankt | Nach der Therapie völlig abgeheilt | Abheilungsrate |
|---|---|---|---|
| | n | n | % |
| 1. Finger links | 84 | 32 | 38,1 |
| 2. Finger links | 84 | 33 | 39,3 |
| 3. Finger links | 79 | 28 | 35,4 |
| 4. Finger links | 81 | 38 | 46,9 |
| 5. Finger links | 79 | 34 | 43,0 |
| Gesamtanzahl | 407 | 165 | 40,5 |
| 1. Finger rechts | 84 | 30 | 35,7 |
| 2. Finger rechts | 82 | 28 | 34,1 |
| 3. Finger rechts | 80 | 31 | 38,8 |
| 4. Finger rechts | 83 | 34 | 41,0 |
| 5. Finger rechts | 80 | 31 | 38,8 |
| Gesamtanzahl | 409 | 154 | 37,7 |

Tabelle **47** Abheilungsrate der Zehennägel in Abhängigkeit von der Lokalisation im Links-rechts-Vergleich

| Lokalisation | Vor der Therapie erkrankt | Nach der Therapie völlig abgeheilt | Abheilungsrate |
|---|---|---|---|
| | n | n | % |
| 1. Zeh links | 100 | 31 | 31,0 |
| 2. Zeh links | 87 | 25 | 28,7 |
| 3. Zeh links | 87 | 30 | 34,5 |
| 4. Zeh links | 90 | 29 | 32,2 |
| 5. Zeh links | 98 | 28 | 28,6 |
| Gesamtanzahl | 462 | 143 | 31,0 |
| 1. Zeh rechts | 98 | 28 | 28,6 |
| 2. Zeh rechts | 89 | 28 | 31,5 |
| 3. Zeh rechts | 92 | 29 | 31,5 |
| 4. Zeh rechts | 87 | 25 | 28,7 |
| 5. Zeh rechts | 96 | 27 | 28,1 |
| Gesamtanzahl | 462 | 137 | 29,7 |

## Therapieergebnisse in Abhängigkeit von den Ausprägungsformen der psoriatischen Onychopathie

Ausführliche Beschreibung und Erläuterung der unterschiedlichen psoriatischen Onychopathie-formen mit Bildmaterial finden sich auf S. 7 ff. Abheilung, Verbesserung und Stagnation wurden bereits auf S. 46 definiert. Die unterschiedlichen Raten beziehen sich jetzt allerdings auf die einzelnen Nägel und nicht auf die Patientenanzahl.

Als Tüpfel bezeichnet man die geringste Ausprägungsform der psoriatischen Onychopathie. In der Literatur gelten Tüpfel sogar häufig nicht als behandlungsbedürftig. Eine Verbesserung einer schwereren Onychopathie hin zu Tüpfelerscheinungen wurde in dieser Studie als sehr gute Verbesserung = „Abheilung" mit Tüpfel gewertet.

Wie Tab. **48** erkennen läßt, wurden alle 816 erkrankten Fingernägel auf die unterschiedlichen Formen der psoriatischen Onychopathie untersucht. Mehrere verschiedene Psoriasisläsionen an

Tabelle **48**  Therapieergebnis an den Fingernägeln in Abhängigkeit von den Ausprägungsformen der psoriatischen Onychopathie

| Ausprägungsformen | Häufig- keit | Abheilung | | „Abheilung" mit Tüpfel | | Verbesserung | | Stagnation | |
|---|---|---|---|---|---|---|---|---|---|
| | n | n | % | n | % | n | % | n | % |
| Tüpfel | 140 | 82 | 58,6 | 0 | 0,0 | 0 | 0,0 | 58 | 41,4 |
| Ölfleck | 17 | 9 | 52,9 | 2 | 11,8 | 0 | 0,0 | 6 | 35,3 |
| Onycholyse (Ony.) | 61 | 34 | 55,7 | 4 | 6,6 | 6 | 9,8 | 17 | 27,9 |
| Subunguale Keratose (s. K.) | 378 | 117 | 31,0 | 26 | 6,9 | 55 | 14,6 | 180 | 47,6 |
| Onychodystrophie | 48 | 9 | 18,8 | 1 | 2,1 | 26 | 54,2 | 12 | 25,0 |
| Tüpfel + Ölfleck | 1 | 1 | 100,0 | 0 | 0,0 | 0 | 0,0 | 0 | 0,0 |
| Tüpfel + Ony. | 22 | 9 | 40,9 | 8 | 36,4 | 0 | 0,0 | 5 | 22,7 |
| Tüpfel + s. K. | 66 | 24 | 36,4 | 8 | 12,1 | 5 | 7,6 | 29 | 43,9 |
| Ölfleck + Ony. | 19 | 4 | 21,1 | 11 | 57,9 | 1 | 5,3 | 3 | 15,8 |
| Ölfleck + s. K. | 36 | 13 | 36,1 | 5 | 13,9 | 4 | 11,1 | 14 | 38,9 |
| Tüpfel + Ölfleck + Ony. | 9 | 7 | 77,8 | 0 | 0,0 | 1 | 11,1 | 1 | 11,1 |
| Tüpfel + Ölfleck + s. K. | 19 | 10 | 52,6 | 0 | 0,0 | 2 | 10,5 | 7 | 36,8 |
| Gesamtanzahl | 816 | 319 | 39,1 | 65 | 8,0 | 100 | 12,3 | 332 | 40,7 |

einem Nagel wurden gesondert aufgelistet. Mit Abstand am häufigsten fanden sich subunguale Keratosen an 378 Fingernägeln, gefolgt von Tüpfelerscheinungen an 140 Fingernägeln. An 66 Nägeln traten Tüpfel und subunguale Keratosen in Kombination und an 61 Nägeln Onycholysen auf. Onychodystrophien zeigten sich an 48 Fingernägeln. Alle anderen Ausprägungsformen bzw. Kombinationen waren weniger häufig vertreten. Bemerkenswert sind die hohen Abheilungsraten bei den Erscheinungsformen Tüpfel mit 58,6%, Onycholysen mit 55,7% + „Abheilung" mit Tüpfel 6,6% und Ölfleck mit 52,9% + „Abheilung" mit Tüpfel 11,8%. Selbst bei der schweren Onychopathieform wie der subungualen Keratose konnte an 31% der betroffenen Nägel eine völlige Abheilung und an 6,9% eine „Abheilung" mit Tüpfel erreicht werden. Damit liegt die Abheilungs- bzw. sehr gute Verbesserungsrate auch bei dieser Ausprägungsform bei nahezu 40%. Bei der schwersten Form der psoriatischen Onychopathie, der Onychodystrophie, die mit einer völligen Zerstörung des Nagels gleichzusetzen ist, ergab sich erstaunlicherweise eine komplette Abheilungsrate von 18,8% und eine „Abheilung" mit Tüpfel von 2,1%. Beachtenswert ist bei dieser schwersten Form der psoriatischen Erkrankungen an den Nägeln die sehr hohe Verbesserungsrate mit 54,2%. Eine Verbesserung bedeutet in diesen Fällen mindestens eine subunguale Keratose oder Onycholysen und Ölflecke sowie Kombinationen dieser Ausprägungsformen. Auch Kombinationen unterschiedlichster psoria-

tischer Läsionen zeigen Abheilungsraten zwischen 21,1% und 100%. Summiert man die Abheilung und die „Abheilung" mit Tüpfel, so findet sich bei den kombinierten Erkrankungen keine „Abheilungsrate" unter 48,5%. Die höchste Stagnationsrate konnte dagegen mit 47,6% bei der zweitschwersten Form der psoriatischen Onychopathie, der subungualen Keratose, erhoben werden.

Tab. **49** läßt erkennen, daß an den Fußzehennägeln weit weniger unterschiedliche Onychopathieformen verzeichnet werden konnten als an den Fingernägeln. Von insgesamt 1100 untersuchten Zehennägeln waren 924 psoriatisch erkrankt, womit die Rate an psoriatisch erkrankten Zehennägeln höher liegt als die Rate erkrankter Fingernägel mit 816.

Weit vor den anderen Onychopathien lag die subunguale Keratose mit 810 befallenen Nägeln. Häufig zeigte sich auch eine Onychodystrophie an 106 Zehennägeln. Im Vergleich zu den Fingernägeln ergaben sich somit die schwereren Formen der Onychopathie mehr als doppelt so häufig an den Zehennägeln wie an den Fingernägeln. Die Ausprägungsformen Onycholyse und die Kombination Ölfleck + subunguale Keratose fanden sich mit einer Anzahl von 8 dagegen vergleichsweise selten. Bei der subungualen Keratose ließ sich eine Abheilungsrate von 33% und eine „Abheilung" mit Tüpfel in 1% der Fälle aufweisen, womit sie vergleichbare prozentuale Zahlenwerte wie bei den Fingernägeln erreicht, die Verbesserungsrate lag

Tabelle **49**  Therapieergebnis an den Zehennägeln in Abhängigkeit von den Ausprägungsformen der psoriatischen Onychopathie

| Ausprägungsformen | Häufig-keit | Abheilung | | „Abheilung" mit Tüpfel | | Verbesserung | | Stagnation | |
|---|---|---|---|---|---|---|---|---|---|
| | n | n | % | n | % | n | % | n | % |
| Onycholyse | 5 | 1 | 20,0 | 0 | 0,0 | 0 | 0,0 | 4 | 80,0 |
| Subunguale Keratose | 810 | 267 | 33,0 | 8 | 1,0 | 53 | 6,5 | 482 | 59,5 |
| Onychodystrophie | 106 | 11 | 10,4 | 0 | 0,0 | 44 | 41,5 | 51 | 48,1 |
| Ölfleck + subunguale Keratose | 3 | 1 | 33,3 | 0 | 0,0 | 0 | 0,0 | 2 | 66,7 |
| Gesamtanzahl | 924 | 280 | 30,3 | 8 | 0,9 | 97 | 10,5 | 539 | 58,3 |

Tabelle **50**  Therapieergebnis an den Fingernägeln in Abhängigkeit vom Alter

| Therapieergebnis | Altersverteilung ≤ 24 Jahre | | 25 – 49 Jahre | | ≥ 50 Jahre | |
|---|---|---|---|---|---|---|
| | n | % | n | % | n | % |
| Abheilung | 1 | 25,0 | 9 | 20,5 | 19 | 44,2 |
| Verbesserung | 3 | 75,0 | 28 | 63,6 | 14 | 32,6 |
| Stagnation | 0 | 0,0 | 7 | 15,9 | 10 | 23,3 |
| Gesamtanzahl | 4 | 100,0 | 44 | 100,0 | 43 | 100,0 |

bei 6,5 %, dagegen die Stagnationsrate bei 59,5 %. Ein anderes Bild ergibt sich bei der schwersten Form der Onychopathie, der Onychodystrophie. Eine Abheilung konnte in 10,4 % der erkrankten dystrophischen Nägel erzielt werden. Damit liegt die Abheilung an den Fingernägeln bei der gleichen Erkrankung mit 18,8 % höher. Bemerkenswert ist ebenfalls bei dieser schwersten Form der psoriatischen Onychopathie an den Zehennägeln wie auch schon an den Fingernägeln die sehr hohe Verbesserungsrate mit 41,5 %. Die Stagnationsrate an den Zehennägeln dagegen liegt interessanterweise mit 48,1 % deutlich höher als an den Fingernägeln mit 25 %.

## ■ Alters- und Geschlechtsverteilung

### Therapieergebnis in Abhängigkeit vom Alter

Aus Tab. **50** wird ersichtlich, daß sich zwischen der Gruppe 25 – 49 Jahre und Fingernagelbefall mit einer Anzahl von 44 Patienten und der Gruppe ≥ 50 Jahre und Fingenagelbefall mit einer Anzahl von 43 Patienten eine beinahe gleiche Verteilung ergab. Fingernagelbefall in einem Alter von ≤ 24 Jahren hatten dagegen nur 4 Patienten.

Erstaunlicherweise fand sich bei den Patienten in einem Alter von ≥ 50 Jahren eine doppelt so hohe Abheilungsrate wie bei den Patienten in einem Alter von 25 – 49 Jahren mit 20,5 %. Dieses Ergebnis ist mit $p \leq 0{,}05$ signifikant. Eine sehr signifikant ($p \leq 0{,}01$) höhere Verbesserungsrate konnte allerdings mit 63,6 % bei den 25 – 49jährigen gegenüber den ≥ 50jährigen mit 32,6 % festgestellt werden. Keine signifikanten Unterschiede ließen sich dagegen bei der Stagnationsrate zwischen den beiden zuvor erwähnten Gruppen verzeichnen.

Wie schon beim Fingernagelbefall zeigen sich auch beim Zehennagelbefall nach Tab. **51** nahezu gleich große Gruppen im Alter von 25 – 49 Jahren mit 46 Patienten und von ≥ 50 Jahren mit 52 Patienten. Zehennagelbefall hatten nur 3 Patienten im Alter von ≤ 24 Jahren.

Die Abheilungsrate der Zehennägel liegt bei den ≥ 50jährigen mit 30,8 % wie auch beim Fingernagelbefall signifikant höher als bei den 25- bis 49jährigen mit 17,4 % ($p \leq 0{,}05$). Anders als beim Befall der Fingernägel zeigen die Zehennägel in den beiden letzten Altersgruppen kaum einen Unterschied in der Verbesserungsrate (25 – 49 Jahre 37 %, ≥ 50 Jahre 34,6 %). Die Stagnationsraten sind

Tabelle **51**    Therapieergebnis an den Zehennägeln in Abhängigkeit vom Alter

| Therapieergebnis | Altersverteilung ≤ 24 Jahre | | 25 – 49 Jahre | | ≥ 50 Jahre | |
|---|---|---|---|---|---|---|
| | n | % | n | % | n | % |
| Abheilung | 0 | 0,0 | 8 | 17,4 | 16 | 30,8 |
| Verbesserung | 3 | 100,0 | 17 | 37,0 | 18 | 34,6 |
| Stagnation | 0 | 0,0 | 21 | 45,7 | 18 | 34,6 |
| Gesamtanzahl | 3 | 100,0 | 46 | 100,0 | 52 | 100,0 |

in den Gruppen von 25 – 49 Jahren mit 45,7 % und von ≥ 50 Jahren mit 34,6 % deutlich höher als beim Fingernagelbefall.

## Therapieergebnis in Abhängigkeit vom Geschlecht

Wie aus Tab. **52** und **53** zu ersehen ist, ist die Abheilungsrate bei den Frauen sowohl beim Fingernagelbefall mit 43,3 % als auch beim Zehennagelbefall mit 36,1 % deutlich höher als bei den Männern mit Raten von 26,2 % für die Fingernägel und 16,9 % für die Zehennägel. Hinsichtlich der Verbes-

Tabelle **52**    Therapieergebnis an den Fingernägeln in Abhängigkeit vom Geschlecht

| Therapieergebnis | Geschlechtsverteilung weiblich | | männlich | |
|---|---|---|---|---|
| | n | % | n | % |
| Abheilung | 13 | 43,3 | 16 | 26,2 |
| Verbesserung | 10 | 33,3 | 35 | 57,4 |
| Stagnation | 7 | 23,3 | 10 | 16,4 |
| Gesamtanzahl | 30 | 100,0 | 61 | 100,0 |

Tabelle **53**    Therapieergebnis an den Zehennägeln in Abhängigkeit vom Geschlecht

| Therapieergebnis | Geschlechtsverteilung weiblich | | männlich | |
|---|---|---|---|---|
| | n | % | n | % |
| Abheilung | 13 | 36,1 | 11 | 16,9 |
| Verbesserung | 11 | 30,6 | 27 | 41,5 |
| Stagnation | 12 | 33,3 | 27 | 41,5 |
| Gesamtanzahl | 36 | 100,0 | 65 | 100,0 |

serungsraten findet sich dann allerdings eine höhere Quote bei den Männern. Während beim männlichen Geschlecht an den Fingernägeln in 57,4 % der Fälle eine Verbesserung aufgezeigt werden konnte, waren es beim weiblichen Geschlecht 33,3 % (p ≤ 0,05). An den Zehennägeln ergab sich bei den Männern eine Verbesserungsrate von 41,5 % und bei den Frauen von 30,6 %. Sowohl an den Fingernägeln als auch an den Zehennägeln konnte bezüglich der Stagnationsraten zwischen den Geschlechtern kein signifikanter Unterschied gefunden werden.

## ■ Familienanamnese
## Therapieergebnis in Abhängigkeit von Psoriasisbefall in der Familie

Die Abb. **17 a** und **b** verdeutlichen die Einflußnahme einer positiven Familienanamnese hinsichtlich Psoriasbefall auf das Therapieergebnis an den Finger- bzw. Zehennägeln.

Von den 91 Patienten mit Fingernagelbefall war bei 32 Patienten Psoriasisbefall in der Familie bekannt, bei 59 Patienten dagegen nicht. Eine ähnliche Verteilung ergab sich bei den 101 Patienten mit Zehennagelbefall. 33 Patienten gaben eine positive und 68 Patienten eine negative Familienanamnese an.

Interessanterweise konnte bei den Patienten mit Psoriasisbefall in der Familie sowohl bei psoriatisch veränderten Fingernägeln als auch Zehennägeln eine geringere Abheilungsrate (Fingernagelbefall 21,9 %, Zehennagelbefall 18,2 %) als bei den Patienten mit fehlender Familienanamnese gefunden werden (Fingernagelbefall 37,3 %, Zehennagelbefall 26,5 %).

Die Verbesserungsraten lagen bei den Patienten mit bekannter positiver Familienanamnese beim Finger- und Zehennagelbefall etwas höher als bei der Patientengruppe ohne positive Fami-

Abb. **17** Therapieergebnis bei Psoriasisbefall in der Familie. **a** Fingernägel, **b** Zehennägel.

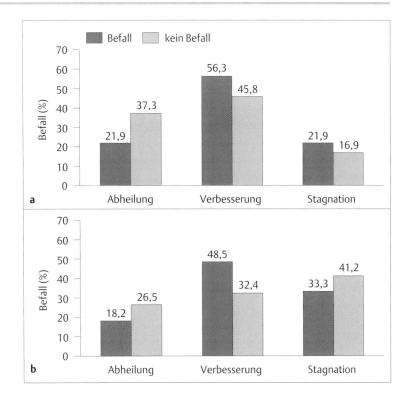

lienanamnese. Hinsichtlich der Stagnationsraten ließen sich zwischen den beiden Gruppen keine signifikanten Unterschiede finden.

## Therapieergebnis in Abhängigkeit vom Nagelbefall in der Familie

Die Relevanz von bekanntem Nagelbefall in der Familie zum Therapieergebnis an den Finger- bzw. Zehennägeln veranschaulichen die Abb. **18 a** und **b.**

Im Vergleich zum Psoriasisbefall in der Familie wurde der Nagelbefall in der Familie deutlich weniger häufig angegeben.

So gaben von den 91 Patienten mit Fingernagelbefall 16 Patienten Nagelbefall in ihrer Familie an, 75 Patienten dagegen nicht. Von den 101 Patienten mit Zehennagelbeteiligung wiesen 16 Patienten eine positive und 85 Patienten eine negative Nagelpsoriasisanamnese in ihrer Familie auf.

Wie schon bei der positiven Psoriasisanamnese zeigen die Patienten mit Nagelbefall in der Familie wiederum eine geringere Abheilungsrate mit jeweils 18,8 % an den Finger- und an den Zehennägeln als die Patienten ohne bekannten Na-

gelbefall in der Familie mit 34,7 % an den Fingernägeln und 24,7 % an den Zehennägeln. Verbesserungs- und Stagnationsraten stellen eine ähnliche Verteilung wie schon bei der Einflußnahme des Psoriasisbefalls in der Familie auf das Therapieergebnis dar.

## ■ Belastungs- und Provokationsfaktoren

### Belastungsfaktoren

### ▦ Therapieergebnis in Abhängigkeit von der Berufstätigkeit

Von den 91 untersuchten Patienten mit Fingernagelbefall waren 49 Patienten berufstätig und 42 Patienten nicht, von den 101 Patienten mit Zehennagelbefall dagegen 61 Patienten berufstätig und 40 Patienten nicht.

Sowohl bei den Patienten mit Fingernagelbeteiligung als auch bei denen mit Zehennagelbeteiligung konnte der Faktor Berufstätigkeit keine signifikant geringeren Abheilungs- bzw. höheren Stagnationsraten nach sich ziehen.

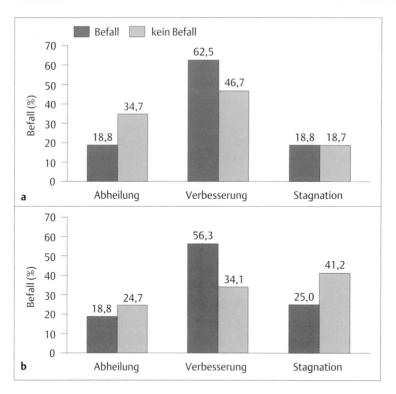

Abb. **18** Therapieergebnis bei Nagelbefall in der Familie. **a** Fingernägel, **b** Zehennägel.

Von den 29 Patienten mit beruflichen Belastungsfaktoren gaben mit Abstand am häufigsten 13 Patienten eine vermehrte Belastung der Hände und somit der Fingernägel durch Chemikalien an. 7 Patienten wiesen eine erhöhte mechanische Belastung der Fingernägel auf. Ein vermehrtes Arbeiten im wäßrigen Milieu ergab sich bei 5 Patienten, stärkere Belastungen durch Hitze und Kälte zeigten sich bei 3 bzw. einem Patienten.

Wie Tab. 54 zeigt, konnte in der Gruppe der Patienten mit beruflichen Belastungsfaktoren trotz intensiverer Mehrbelastung der Hände bzw.

Tabelle **54** Therapieergebnis an den Fingernägeln in Abhängigkeit von beruflichen Belastungsfaktoren

| Therapieergebnis | Berufliche Belastungsfaktoren | | | |
|---|---|---|---|---|
| | ja | | nein | |
| | n | % | n | % |
| Abheilung | 9 | 31,0 | 20 | 32,3 |
| Verbesserung | 18 | 62,1 | 27 | 43,5 |
| Stagnation | 2 | 6,9 | 15 | 24,2 |
| Gesamtanzahl | 29 | 100,0 | 62 | 100,0 |

Fingernägel gegenüber der Gruppe ohne berufliche Belastungsfaktoren hinsichtlich des Therapieergebnisses interessanterweise keine signifikant geringeren Abheilungs- bzw. höheren Stagnationsraten gefunden werden.

■ **Therapieergebnis in Abhängigkeit vom Broca-Index**

Die Tab. 55 und 56 zeigen die Einteilungen in leicht Über- bzw. Untergewichtige, stark Übergewichtige und stark Untergewichtige nach Broca bei Finger- bzw. Zehennagelbefall. Bemerkenswert ist, daß sowohl in der Gruppe mit Fingernagelbefall als auch in der Gruppe mit Zehennagelbefall nahezu die Hälfte der Patienten jeweils ein Übergewicht von ≥ 10% aufwiesen.

Tab. 55 verdeutlicht, daß die Patienten mit einem geringeren Über- bzw. Untergewicht mit 43,6% eine deutlich höhere Abheilungsrate an den Fingernägeln aufwiesen als die stärker übergewichtigen Patienten mit 27,9%. Hinsichtlich der Verbesserungs- und Stagnationsraten konnten zwischen diesen beiden Gruppen keine signifikanten Unterschiede festgestellt werden.

Weiter war auffällig, daß von den 9 Patienten mit einem deutlichen Untergewicht 6 Patienten

Tabelle **55** Therapieergebnis an den Fingernägeln in Abhängigkeit vom Broca-Index

| Broca-Index | Fingernägel Abheilung | | Verbesserung | | Stagnation | |
|---|---|---|---|---|---|---|
| | n | % | n | % | n | % |
| Über-/Untergewicht < 10 % (n = 39) | 17 | 43,6 | 18 | 46,2 | 10 | 25,6 |
| Übergewicht ≥ 10 % (n = 43) | 12 | 27,9 | 21 | 48,8 | 10 | 23,3 |
| Untergewicht ≥ 10 % (n = 9) | 0 | 0,0 | 6 | 66,7 | 3 | 33,3 |
| Gesamtanzahl (n = 91) | 29 | 31,9 | 45 | 49,5 | 23 | 25,3 |

Tabelle **56** Therapieergebnis an den Zehennägeln in Abhängigkeit vom Broca-Index

| Broca-Index | Zehennägel Abheilung | | Verbesserung | | Stagnation | |
|---|---|---|---|---|---|---|
| | n | % | n | % | n | % |
| Über-/Untergewicht < 10 % (n = 40) | 10 | 25,0 | 20 | 50,0 | 10 | 25,0 |
| Übergewicht ≥ 10 % (n = 49) | 12 | 24,5 | 13 | 26,5 | 24 | 49,0 |
| Untergewicht ≥ 10 % (n = 12) | 2 | 16,7 | 5 | 41,7 | 5 | 41,7 |
| Gesamtanzahl (n = 101) | 24 | 23,8 | 38 | 37,6 | 39 | 38,6 |

ihre psoriatisch veränderten Nägel durch die Therapie verbessern konnten, bei 3 Patienten konnte dagegen keine Veränderung erreicht werden. Eine Abheilung trat in keinem Fall ein.

Aus Tab. 56 ist zu ersehen, daß die Patienten mit einem Übergewicht von ≥ 10 % mit 49 % eine sehr signifikant höhere Stagnationsrate an den Zehennägeln aufweisen als die Patienten mit einem Über- bzw. Untergewicht von < 10 % mit 25 %. Interessant ist weiterhin, daß die Untergewichtigen ≥ 10 % eine deutlich geringere Abheilungsrate (16,7 %) erreichten als die anderen beiden Gewichtsklassen mit 25 % (Über-/Untergewicht < 10 %) und 24,5 % (Übergewicht ≥ 10 %). Dieses Ergebnis ist mit p ≤ 0,01 sehr signifikant.

### Therapieergebnis in Abhängigkeit vom Nikotinkonsum

Von den 91 Patienten mit Fingernagelbefall waren 43 Raucher und 48 Nichtraucher. Eine ähnliche Verteilung ergab sich bei den 101 Patienten mit Zehennagelbefall. 48 Patienten bejahten und 53 Patienten negierten einen Nikotinkonsum.

Bei den Rauchern konnten sowohl bei den Patienten mit Finger- als auch mit Zehennagelbeteiligung keine höheren Stagnations- bzw. geringeren Abheilungsraten gegenüber der Nichtrauchergruppe gefunden werden.

### Therapieergebnis in Abhängigkeit vom Alkoholkonsum

Die Tab. 57 und 58 veranschaulichen die Einflußnahme von regelmäßigem Alkoholkonsum auf das Therapieergebnis von psoriatisch erkrankten Finger- bzw. Zehennägeln.

Von den 91 Patienten mit Fingernagelbeteiligung konsumierten 21 und von den 101 Patienten mit Zehennagelbeteiligung 22 regelmäßig Alkohol. 70 Patienten mit einer Onchyopathie an den Fingernägeln und 79 Patienten an den Zehennägeln verneinten eine regelmäßige Aufnahme von Alkohol.

Tabelle **57** Therapieergebnis an den Fingernägeln in Abhängigkeit vom Alkoholkonsum

| Therapieergebnis | Alkoholkonsum selten | | regelmäßig | |
|---|---|---|---|---|
| | n | % | n | % |
| Abheilung | 22 | 31,4 | 7 | 33,3 |
| Verbesserung | 36 | 51,4 | 9 | 42,9 |
| Stagnation | 12 | 17,1 | 5 | 23,8 |
| Gesamtanzahl | 70 | 100,0 | 21 | 100,0 |

Tabelle **58**  Therapieergebnis an den Zehennägeln in Abhängigkeit vom Alkoholkonsum

| Therapieergebnis | Alkoholkonsum | | | |
| | selten | | regelmäßig | |
| | n | % | n | % |
| --- | --- | --- | --- | --- |
| Abheilung | 17 | 21,5 | 7 | 31,8 |
| Verbesserung | 34 | 43,0 | 4 | 18,2 |
| Stagnation | 28 | 35,4 | 11 | 50,0 |
| Gesamtanzahl | 79 | 100,0 | 22 | 100,0 |

Tab. **57** und **58** verdeutlichen eine wesentlich höhere Stagnationsrate bei den regelmäßig Alkohol konsumierenden Patienten an den Fingernägeln mit 23,8% und an den Zehennägeln mit 50% gegenüber den Patienten ohne häufige Alkoholaufnahme mit 17,1% an den Fingernägeln und 35,4% an den Zehennägeln. Die Verbesserungsrate lag bei der Patientengruppe mit Alkoholkonsum mit 42,9% fast 10% unter der Rate der Patientengruppe ohne Alkoholkonsum mit 51,4%. Bei den Patienten mit erkrankten Zehennägeln zeigte sich ein noch wesentlich größerer Unterschied. Während die Patienten, die nicht regelmäßig tranken, eine Verbesserungsrate von 43% erreichten, ergab sich bei den regelmäßig Alkohol konsumierenden Patienten eine Verbesserungsrate von nur 18,2%. Dieses Ergebnis ist mit $p \le 0,05$ signifikant.

## Provokationsfaktoren

### Therapieergebnis in Abhängigkeit von den Provokationsfaktoren

In den Tab. **59** und **60** fällt auf, daß bei den Patienten mit einem angegebenen Trauma als Auslösefaktor für den Psoriasisschub mit Abstand die höchsten Stagnationsraten zu eruieren waren (Fingernagelbefall 50%; Zehennagelbefall 60%). Eine ebenfalls hohe Stagnationsrate von 55,6% fand sich bei den Patienten mit Zehennagelbeteili-

Tabelle **59**  Therapieergebnis an den Fingernägeln in Abhängigkeit von den Provokationsfaktoren

| Auslösefaktoren | Therapieergebnis | | | | | |
| | Abheilung | | Verbesserung | | Stagnation | |
| | n | % | n | % | n | % |
| --- | --- | --- | --- | --- | --- | --- |
| Nicht bekannt (n = 29) | 8 | 27,6 | 14 | 48,3 | 7 | 24,1 |
| Trauma (n = 12) | 2 | 16,7 | 4 | 33,3 | 6 | 50,0 |
| Psyche (n = 17) | 5 | 29,4 | 10 | 58,8 | 2 | 11,8 |
| Streß beruflich (n = 13) | 6 | 46,2 | 6 | 46,2 | 1 | 7,7 |
| Streß privat (n = 11) | 5 | 45,5 | 6 | 54,5 | 0 | 0,0 |
| Infektion (n = 6) | 1 | 16,7 | 4 | 66,7 | 1 | 16,7 |
| Operation (n = 3) | 2 | 66,7 | 1 | 33,3 | 0 | 0,0 |
| Gesamtanzahl (n = 91) | 29 | 31,9 | 45 | 49,5 | 17 | 18,7 |

Tabelle **60**  Therapieergebnis an den Zehennägeln in Abhängigkeit von den Provokationsfaktoren

| Auslösefaktoren | Therapieergebnis | | | | | |
| | Abheilung | | Verbesserung | | Stagnation | |
| | n | % | n | % | n | % |
| --- | --- | --- | --- | --- | --- | --- |
| Nicht bekannt (n = 28) | 8 | 28,6 | 9 | 32,1 | 11 | 39,3 |
| Trauma (n = 15) | 2 | 13,3 | 4 | 26,7 | 9 | 60,0 |
| Psyche (n = 15) | 4 | 26,7 | 8 | 53,3 | 3 | 20,0 |
| Streß beruflich (n = 15) | 3 | 20,0 | 7 | 46,7 | 5 | 33,3 |
| Streß privat (n = 16) | 5 | 31,3 | 6 | 37,5 | 5 | 31,3 |
| Infektion (n = 9) | 1 | 11,1 | 3 | 33,3 | 5 | 55,6 |
| Operation (n = 3) | 1 | 33,3 | 1 | 33,3 | 1 | 33,1 |
| Gesamtanzahl (n = 101) | 24 | 23,8 | 38 | 37,6 | 39 | 38,6 |

gung und einer angeschuldigten fieberhaften Infektion als Auslösefaktor. Bei den Patienten mit Fingernagelbeteiligung und Infektion als Auslösefaktor betrug die Stagnationsrate 16,7%. Interessanterweise fanden sich bei einem streßbedingten, sei es privat oder beruflich, und bei einem psychisch bedingten Auslösefaktor sowohl bei den Patienten mit einer psoriatischen Onchyopathie an den Fingernägeln als auch mit psoriatischen Läsionen in den Zehennägeln hohe Abheilungs- und Verbesserungsraten.

Erläuterungen zu Tab. **59** und **60**, Auslösefaktoren, die einen erneuten Psoriasisschub provozierten.

*Trauma:* 12 Patienten mit Fingernagelbeteiligung:
– 5mal Tod einer nahestehenden Person (2mal ein Elternteil, 1mal Ehepartner, 2mal Kinder),
– 3mal Geburt eines Kindes,
– 2mal Brandverletzung (2mal massiver Sonnenbrand),
– 1mal Unfall,
– 1mal Infarkt.
15 Patienten mit Zehennagelbeteiligung:
– 7mal Tod einer nahestehenden Person (3mal ein Elternteil, 2mal Ehepartner, 2mal Kinder),
– 3mal Geburt eines Kindes,
– 2mal Brandverletzung (2mal massiver Sonnenbrand),
– 1mal Unfall,
– 1mal Infarkt,
– 1mal allergische Schockreaktion.

*Streß privat:* Auseinandersetzungen bzw. Beziehungsprobleme mit dem Partner, mit den Eltern, mit den Kindern oder mit Freunden und Bekannten.

*Streß beruflich:* Auseinandersetzungen mit dem Chef, mit den Arbeitskollegen, keine Akzeptanz, zuviel Arbeit.

*Infektion:* meist Tonsillitiden, Harnwegsinfektionen mit Fieber.

*Operation:* Sectio, Korrektur einer Unterschenkelfraktur und Hysterektomie.

*Psyche:* starke psychische Belastungssituationen.

### ■ PAS-Index und Handrücken-/Fußrückenbefall

### Therapieergebnis in Abhängigkeit vom PAS-Index

Die ausführliche Definition und Errechnung des PAS-Index findet sich S. 11 und S. 69 f.

Nach Tab. **61** und **62** finden sich sowohl bei den Patienten mit Fingernagelbefall als auch bei denen mit Zehennagelbefall in der PAS-Index-Gruppe $\geq$ 30 (stark ausgeprägte Hautpsoriasis) die höchsten Stagnationsraten (Fingernagelbefall 31,6%, Zehennagelbefall 45%).

Die Abheilungsraten der Patienten mit einem PAS-Index von $\geq$ 30 liegen bei der Patientengruppe mit psoriatisch erkrankten Fingernägeln mit 26,3% und bei der Patientengruppe mit psoriatisch erkrankten Zehennägeln mit 15% deutlich unterhalb der Abheilungsraten der weniger schwer durch Hautpsoriasis befallenen Gruppen. Die jeweils höchsten Abheilungsraten erreicht die Patientengruppe mit einem PAS-Index von $\leq$ 9,9 (gering ausgeprägte Hautpsoriasis) bei Fingernagelbeteiligung mit 37,5% und bei Zehennagelbeteiligung mit 30,8%.

### Therapieergebnis in Abhängigkeit vom Handrücken-/Fußrückenbefall

Tab. **63** zeigt das Therapieergebnis an den Fingernägeln in Abhängigkeit vom Handrückenbefall. Von den insgesamt 91 Patienten mit einer psoria-

Tabelle **61**  Therapieergebnis an den Fingernägeln in Abhängigkeit vom PAS-Index

| Therapieergebnis | PAS-Index bei Aufnahme | | | | | |
| | $\leq$ 9,9 | | 10 – 29,9 | | $\geq$ 30 | |
| | n | % | n | % | n | % |
| --- | --- | --- | --- | --- | --- | --- |
| Abheilung | 9 | 37,5 | 15 | 31,3 | 5 | 26,3 |
| Verbesserung | 10 | 41,7 | 27 | 56,3 | 8 | 42,1 |
| Stagnation | 5 | 20,8 | 6 | 12,5 | 6 | 31,6 |
| Gesamtanzahl | 24 | 100,0 | 48 | 100,0 | 19 | 100,0 |

Tabelle **62**    Therapieergebnis an den Zehennägeln in Abhängigkeit vom PAS-Index

| Therapieergebnis | PAS-Index bei Aufnahme | | | | | |
| | ≤ 9,9 | | 10 – 29,9 | | ≥ 30 | |
| | n | % | n | % | n | % |
|---|---|---|---|---|---|---|
| Abheilung | 8 | 30,8 | 13 | 23,6 | 3 | 15,0 |
| Verbesserung | 8 | 30,8 | 22 | 40,0 | 8 | 40,0 |
| Stagnation | 10 | 38,5 | 20 | 36,4 | 9 | 45,0 |
| Gesamtanzahl | 26 | 100,0 | 55 | 100,0 | 20 | 100,0 |

Tabelle **63**    Therapieergebnis an den Fingernägeln in Abhängigkeit vom Handrückenbefall

| Therapieergebnis | Handrückenbefall | | | |
| | ja | | nein | |
| | n | % | n | % |
|---|---|---|---|---|
| Abheilung | 11 | 31,4 | 18 | 32,1 |
| Verbesserung | 15 | 42,9 | 30 | 53,6 |
| Stagnation | 9 | 25,7 | 8 | 14,3 |
| Gesamtanzahl | 35 | 100,0 | 56 | 100,0 |

tischen Onychopathie an den Fingernägeln wiesen 35 Patienten einen Handrückenbefall durch Psoriasis auf, 56 Patienten dagegen nicht. Während sich bezüglich der Abheilungsraten zwischen den beiden Gruppen kein signifikanter Unterschied feststellen ließ, ergab sich jedoch in der Gruppe mit Handrückenbefall mit 25,4% eine um mehr als 10% höhere Stagnationsrate gegenüber der Gruppe ohne Handrückenbefall mit 14,3%.

Tab. **64** stellt die Korrelation zwischen Therapieergebnis an den Zehennägeln und Fußrückenbefall dar. Bei 33 von den insgesamt 101 Patienten konnte eine Fußrückenbeteiligung durch

Tabelle **64**    Therapieergebnis an den Zehennägeln in Abhängigkeit vom Fußrückenbefall

| Therapieergebnis | Fußrückenbefall | | | |
| | ja | | nein | |
| | n | % | n | % |
|---|---|---|---|---|
| Abheilung | 8 | 24,2 | 16 | 23,5 |
| Verbesserung | 11 | 33,3 | 27 | 39,7 |
| Stagnation | 14 | 42,4 | 25 | 36,8 |
| Gesamtanzahl | 33 | 100,0 | 68 | 100,0 |

Hautpsoriasis verzeichnet werden. Demgegenüber wiesen 68 Patienten keine Fußrückenbeteiligung auf. Wie beim Handrückenbefall konnten auch beim Fußrückenbefall keine signifikanten Unterschiede hinsichtlich der Abheilungsraten zwischen den Gruppen festgestellt werden. Bezüglich der Stagnation ergab sich jedoch bei den Patienten mit zusätzlich psoriatisch erkrankten Fußrücken mit 42,4% eine höhere Rate als bei den Patienten, welche frei von psoriatischen Läsionen an den Fußrücken waren mit 36,8%.

### ■ Dauer der Haut- bzw. Nagelpsoriasis

### Therapieergebnis in Abhängigkeit von der Dauer der Hautpsoriasis

Die Tab. **65** und **66** zeigen das Therapieergebnis an den Finger- und Zehennägeln in Abhängigkeit von der Dauer der Hautpsoriasis.

Wie Tab. **65** erkennen läßt, wiesen von den 91 Patienten mit Fingernagelbefall 8 Patienten eine Dauer der Hautpsoriasis von ≤ 4 Jahren, 23 von 5 – 14 Jahren, 41 von 15 – 30 Jahren und 19 von > 30 Jahren auf. Interessanterweise ergab sich bei den 19 Patienten mit einer Gesamtpsoriasisdauer von > 30 Jahren mit 31,6% eine deutlich höhere Stagnationsrate als in allen anderen Gruppen mit einer geringeren Dauer der Hautpsoriasis. Weiter ließ sich diese Gruppe auch durch eine um nahezu 20% geringere Verbesserungsrate mit 31,6% gegenüber den anderen Gruppen mit 50 – 56,1% kennzeichnen.

Bezüglich der Abheilungsraten fanden sich keine signifikanten Unterschiede. Sie lagen in allen Gruppen zwischen 29,3% und 37,5%. Innerhalb der Patientengruppen mit einer angegebenen Dauer der Hautpsoriasis von ≤ 4 – 30 Jahren konnten weder bei den Stagnations- noch bei den Verbesserungsraten erhebliche Differenzen festgestellt werden.

Tabelle **65**  Therapieergebnis an den Fingernägeln in Abhängigkeit von der Dauer der Hautpsoriasis

| Dauer der Hautpsoriasis | Therapieergebnis Abheilung | | Verbesserung | | Stagnation | |
|---|---|---|---|---|---|---|
| | n | % | n | % | n | % |
| ≤ 4 Jahre (n = 8) | 3 | 37,5 | 4 | 50,0 | 1 | 12,5 |
| 5 – 14 Jahre (n = 23) | 7 | 30,4 | 12 | 52,2 | 4 | 17,4 |
| 15 – 30 Jahre (n = 41) | 12 | 29,3 | 23 | 56,1 | 6 | 14,6 |
| > 30 Jahre (n = 19) | 7 | 36,8 | 6 | 31,6 | 6 | 31,6 |
| Gesamtzahl (n = 91) | 29 | 31,9 | 45 | 49,5 | 17 | 18,7 |

Tabelle **66**  Therapieergebnis an den Zehennägeln in Abhängigkeit von der Dauer der Hautpsoriasis

| Dauer der Hautpsoriasis | Therapieergebnis Abheilung | | Verbesserung | | Stagnation | |
|---|---|---|---|---|---|---|
| | n | % | n | % | n | % |
| ≤ 4 Jahre (n = 13) | 3 | 23,1 | 5 | 38,5 | 5 | 38,5 |
| 5 – 14 Jahre (n = 25) | 6 | 24,0 | 9 | 36,0 | 10 | 40,0 |
| 15 – 30 Jahre (n = 42) | 10 | 23,8 | 17 | 40,5 | 15 | 35,7 |
| > 30 Jahre (n = 21) | 5 | 23,8 | 7 | 33,3 | 9 | 42,9 |
| Gesamtanzahl (n = 101) | 24 | 23,8 | 38 | 37,6 | 39 | 38,6 |

Von den 101 Patienten mit psoriatisch veränderten Zehennägeln waren bereits 13 Patienten seit ≤ 4 Jahren, 25 seit 5 – 14 Jahren, 42 seit 15 – 30 Jahren und 21 seit > 30 Jahren an Hautpsoriasis erkrankt. Anders als bei den Patienten mit einer Onychopathie an den Fingernägeln konnten bei den Patienten mit Zehennagelbeteiligung in der Gruppe mit einer Gesamtpsoriasisdauer von > 30 Jahren keine erheblichen Unterschiede in den Stagnations- und Verbesserungsraten gegenüber den anderen Gruppen mit einer geringeren Dauer einer Hautpsoriasis erhoben werden. Die Abheilungsraten lagen in allen Gruppen zwischen 23,1 % und 24 %, die Verbesserungsraten zwischen 33,3 % und 40,5 % und die Stagnationsraten zwischen 35,7 % und 42,9 %.

## Therapieergebnis in Abhängigkeit von der Dauer der Nagelpsoriasis

Interessante Ergebnisse zeigen die Tab. 67 und 68, welche den Zusammenhang zwischen Therapieergebnis an den Finger- bzw. an den Zehennägeln und der Dauer der bestehenden Nagelpsoriasis darstellen.

Tabelle **67**  Therapieergebnis an den Fingernägeln in Abhängigkeit von der Dauer der Nagelpsoriasis

| Therapieergebnis | Dauer der Nagelpsoriasis ≤ 4 Jahre | | 5 – 14 Jahre | | ≥ 15 Jahre | |
|---|---|---|---|---|---|---|
| | n | % | n | % | n | % |
| Abheilung | 13 | 46,4 | 13 | 32,5 | 3 | 13,0 |
| Verbesserung | 12 | 42,9 | 20 | 50,0 | 13 | 56,5 |
| Stagnation | 3 | 10,7 | 7 | 17,5 | 7 | 30,4 |
| Gesamtanzahl | 28 | 100,0 | 40 | 100,0 | 23 | 100,0 |

Tabelle **68** Therapieergebnis an den Zehennägeln in Abhängigkeit von der Dauer der Nagelpsoriasis

| Therapieergebnis | Dauer der Nagelpsoriasis ≤ 4 Jahre | | 5 – 14 Jahre | | ≥ 15 Jahre | |
|---|---|---|---|---|---|---|
| | n | % | n | % | n | % |
| Abheilung | 7 | 23,3 | 13 | 29,5 | 4 | 14,8 |
| Verbesserung | 12 | 40,0 | 15 | 34,1 | 11 | 40,7 |
| Stagnation | 11 | 36,7 | 16 | 36,4 | 12 | 44,4 |
| Gesamtanzahl | 30 | 100,0 | 44 | 100,0 | 27 | 100,0 |

Tab. **67** verdeutlicht, daß von den 91 Patienten mit einer psoriatischen Onychopathie an den Fingernägeln 28 Patienten an dieser Erkrankung schon bis zu 4 Jahren, 40 Patienten zwischen 5 und 14 Jahren und 23 Patienten seit ≥ 15 Jahren erkrankt waren. Im Vergleich zu der Gruppe mit einer Nagelpsoriasisdauer von 5 – 14 Jahren und einer Abheilungsrate von 32,5 % und der Gruppe mit einer Erkrankungsdauer von bis zu 4 Jahren und einer Abheilungsrate von sogar 46,4 % lag die Patientengruppe, die bereits seit 15 und mehr Jahren an Nagelpsoriasis erkrankt war, mit einer Abheilungsrate von 13 % weit unter der Rate der anderen Gruppen (p ≤ 0,05). Bezüglich der Stagnationsraten ergab sich mit Zunahme der Dauer der bestehenden Nagelpsoriasis ein kontinuierlicher Anstieg. Während sich bei einer Nagelpsoriasisdauer von bis zu 4 Jahren eine Stagnationsrate von 10,7 % und bei einer Dauer von 5 – 14 Jahren von 17,5 % nachweisen ließ, fand sich bei einer Nagelbeteiligung von 15 und mehr Jahren bereits eine Stagnationsrate von 30,4 %.

Tab. **68** zeigt bei den 101 Patienten mit Zehennagelbeteiligung eine ähnliche prozentuale Verteilung innerhalb der unterschiedlichen Gruppen wie bei den Patienten mit Fingernagelbeteiligung. In der Gruppe mit einer Dauer der Nagelpsoriasis an den Zehen von bis zu 4 Jahren konnten 30 Patienten gefunden werden, in der Gruppe von 5 – 14 Jahren 44 Patienten, und in der Gruppe ≥ 15 Jahren 27 Patienten. Ähnlich wie bei den Patienten mit Fingernagelbefall konnte auch bei den Patienten mit Zehennagelbeteiligung und einer Gesamtnagelpsoriasisdauer von 15 und mehr Jahren eine deutlich geringere Abheilungsrate von 14,8 % gegenüber den anderen Gruppen mit 23,3 % (bis zu 4 Jahren) und 29,5 % (5 – 14 Jahren) gefunden werden. Die Stagnationsrate lag bei der Gruppe mit einer Dauer der Nagelpsoriasis an den Zehennägeln von ≥ 15 Jahren mit 44,4 % etwas oberhalb der Gruppe mit einer Dauer von bis zu 4 Jahren mit 36,7 % und der Gruppe mit einer Dauer von 5 – 14 Jahren mit 36,4 %.

### ■ Gelenkbefall

### Therapieergebnis in Abhängigkeit vom Finger- oder Zehengelenkbefall

Die Abb. **19 a** und **b** verdeutlichen den Zusammenhang zwischen dem Therapieergebnis an den Finger- bzw. an den Zehennägeln und Finger- bzw. Zehengelenkbefall.

Von den 91 Patienten mit Fingernagelbefall gaben 28 Patienten Gelenkbeschwerden in den Fingergelenken an, 63 hatten dagegen keine Gelenkschmerzen. Bemerkenswert ist, daß die Patienten mit Fingergelenkbefall mit 21,4 % eine deutlich niedrigere Abheilungsrate zeigten als die Patienten ohne Gelenkbefall mit 36,5 %. Ebenso lag die Stagnationsrate mit 21,4 % in der Gruppe mit Fingergelenkbeschwerden oberhalb der Rate der Gruppe ohne Gelenkbeteiligung mit 17,5 %.

Ein ähnliches Bild wie bei den Patienten mit Fingergelenkbeschwerden ergab sich auch bei den Patienten mit Zehengelenkbeschwerden. Von den 101 untersuchten Patienten mit psoriatisch veränderten Zehennägeln hatten 20 Gelenkbeschwerden, 81 dagegen nicht. Die Abheilungsrate erreichte eine Quote von 15 % bei den Patienten mit Zehengelenkbeteiligung gegenüber den Patienten ohne Zehengelenkbeteiligung von 25,9 %. Bemerkenswerte Unterschiede fanden sich bezüglich der Stagnationsrate. Während sie bei den Patienten ohne Zehengelenkschmerzen mit 34,6 % beziffert werden konnte, lag sie bei den Patienten mit Zehengelenkbeschwerden mit 55 % erheblich darüber.

Abb. **19** Therapieergebnis bei Gelenkbefall. **a** Fingernägel bei Befall der Fingergelenke. **b** Zehennägel bei Befall der Zehengelenke.

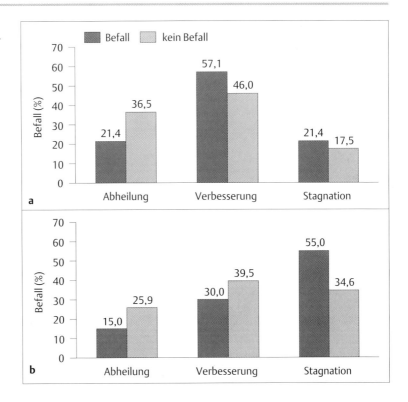

## Therapieergebnis in Abhängigkeit vom DIP-Gelenk-Befall der Finger- bzw. Zehengelenke

In den Abb. **20 a** und **b** wird das Therapieergebnis an den Finger- und Zehennägeln in Korrelation zum distalen interphalangealen Gelenkbefall der Finger- bzw. der Zehengelenke dargestellt. 13 der insgesamt 91 Patienten mit einer psoriatischen Onychopathie an den Fingernägeln und 10 der insgesamt 101 Patienten mit einer psoriatischen Nagelbeteiligung an den Zehennägeln klagten über distale interphalangeale Gelenkschmerzen an den Fingern bzw. an den Zehen. Die Abb. **20 a** verdeutlicht, daß die Abheilungsrate bei den Patienten ohne DIP-Gelenk-Befall an den Fingern mit 34,6% mehr als doppelt so hoch liegt wie bei den Patienten mit DIP-Fingergelenk-Schmerzen und einer Abheilung von 15,4%.

Bei der Patientengruppe mit distalen interphalangealen Gelenkbeschwerden in den Zehengelenken (Abb. **20 b**) konnte hingegen keine Abheilung erzielt werden (0%). Dagegen fand sich bei der Patientengruppe ohne DIP-Gelenk-Schmerzen in den Zehengelenken eine Abheilungsrate von

26,4% (p ≤ 0,05). Bezüglich der Stagnationsraten konnten weder bei den Patienten mit distalen interphalangealen Gelenkerkrankungen an den Fingern noch an den Zehen gegenüber den Gruppen ohne Gelenkbeteiligung ein signifikanter Unterschied gefunden werden.

### ■ Bestrahlungszeit

### Therapieergebnis in Abhängigkeit von der Bestrahlungszeit

Die Tab. **69** und **70** stellen das Therapieergebnis an den Finger- bzw. Zehennägeln in Abhängigkeit von der Bestrahlungszeit dar. Tab. **69** zeigt, daß insgesamt 43 der 91 Patienten mit Fingernagelbeteiligung 4 Wochen, 31 Patienten 5 Wochen und 13 Patienten 6 Wochen bestrahlt wurden. Eine ähnliche prozentuale Verteilung wiesen die 101 Patienten mit einer psoriatischen Onychopathie an den Zehennägeln auf. Der größte Anteil mit 54 Patienten wurde 4 Wochen bestrahlt, gefolgt von 29 Patienten mit einer 5wöchigen Therapie und 14 Patienten mit einer Gesamtbestrahlungszeit von 6 Wochen (Tab. **70**). Von den 4 Patienten, die > 6 Wochen sowohl wegen Finger- als auch wegen Ze-

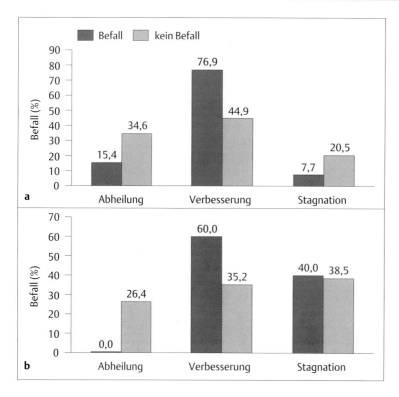

Abb. **20** Therapieergebnis bei DIP-Gelenk-Befall. **a** Fingernägel bei DIP-Gelenk-Befall der Fingergelenke. **b** Zehennägel bei DIP-Gelenk-Befall der Zehengelenke.

Tabelle **69**   Therapieergebnis an den Fingernägeln in Abhängigkeit von der Bestrahlungszeit

| Bestrahlungszeit | Therapieergebnis Abheilung | | Verbesserung | | Stagnation | |
|---|---|---|---|---|---|---|
| | n | % | n | % | n | % |
| 40 s (4 Wochen) (n = 43) | 18 | 41,9 | 15 | 34,9 | 10 | 23,3 |
| 50 s (5 Wochen) (n = 31) | 8 | 25,8 | 17 | 54,8 | 6 | 19,4 |
| 60 s (6 Wochen) (n = 13) | 1 | 7,7 | 11 | 84,6 | 1 | 7,7 |
| > 6 Wochen (n = 4) | 2 | 50,0 | 2 | 50,0 | 0 | 0,0 |
| Gesamtanzahl (n = 91) | 29 | 31,9 | 45 | 49,5 | 17 | 18,7 |

Tabelle **70**   Therapieergebnis an den Zehennägeln in Abhängigkeit von der Bestrahlungszeit

| Bestrahlungszeit | Therapieergebnis Abheilung | | Verbesserung | | Stagnation | |
|---|---|---|---|---|---|---|
| | n | % | n | % | n | % |
| 40 s (4 Wochen) (n = 54) | 17 | 31,5 | 17 | 31,5 | 20 | 37,0 |
| 50 s (5 Wochen) (n = 29) | 4 | 13,8 | 12 | 41,4 | 13 | 44,8 |
| 60 s (6 Wochen) (n = 14) | 2 | 14,3 | 7 | 50,0 | 5 | 35,7 |
| > 6 Wochen (n = 4) | 1 | 25,0 | 2 | 50,0 | 1 | 25,0 |
| Gesamtanzahl (n = 101) | 24 | 23,8 | 38 | 37,6 | 39 | 38,6 |

hennagelbeteiligung behandelt wurden, erhielten 3 Patienten 8 Wochen und ein Patient 10 Wochen eine UV-Punktbestrahlung (Tab. **69** und **70**).

Bei einer Strahlungsintensität von 0,7 J/s·cm² UV-A-Strahlung und 0,08 J/s·cm² UV-B-Strahlung ergab sich somit für die Patienten am Ende einer 4wöchigen Therapie ein Strahlungsenergiefluß von 28 J/cm² UV-A- und 3,2 J/cm² UV-B-Strahlung, am Ende einer 5wöchigen Therapie von 35 J/cm² UV-A- und 4 J/cm² UV-B-Strahlung und am Ende einer 6wöchigen Bestrahlungstherapie von 42 J/cm² UV-A- und 4,8 J/cm² UV-B-Strahlung.

Wie Tab. **69** erkennen läßt, konnte bei den Patienten mit einer psoriatischen Onychopathie mit Zunahme der Bestrahlungszeit ein kontinuierlicher Abfall der Stagnationsrate erhoben werden. Während sie bei der Patientengruppe mit einer 4wöchigen Bestrahlungszeit noch 23,3 % betrug, ergab sich bei der Patientengruppe mit einer Gesamtbestrahlungszeit von 6 Wochen eine Rate von 7,7 %.

Bei den Patienten mit psoriatisch erkrankten Zehennägeln fand sich dagegen mit Erhöhung der Dauer der Bestrahlung nur tendenziell eine Reduktion der Stagnationsrate. Während sie bei den Patienten mit einer 4wöchigen Bestrahlungstherapie 37 % und bei den Patienten mit einer 5wöchigen Bestrahlungszeit 44,8 % betrug, lag die Stagnationsrate bei der Patientengruppe mit einer Bestrahlungsdauer von 6 Wochen mit 35,7 % nur gering darunter (Tab. **70**). Auffällig war, daß die Abheilungsraten sowohl bei den Patienten mit Fingernagel- als auch mit Zehennagelbeteiligung mit Erhöhung der Dauer der Wochenbestrahlungszeit nicht weiter zu steigern waren. Die höchsten Abheilungsraten lagen demnach in beiden Gruppen (Fingernagel- bzw. Zehennagelbefall) bei einer Gesamtbestrahlungszeit von 4 Wochen. Bei den Patienten mit Fingernagelbeteiligung ergab sich eine Abheilung von 41,9 % und bei den Patienten mit Zehennagelbeteiligung von 31,5 %.

## Pigmentierung der Nägel nach Bestrahlungstherapie

Wie die Abb. **21** veranschaulicht, wurden insgesamt 1740 Finger- und Zehennägel mit der schon beschriebenen Methode der Lichtsensibilisierung und anschließender UV-A-/UV-B-Bestrahlung behandelt. Bei einem Patienten fand sich an 3 behandelten Nägeln jeweils eine diffuse Hyperpigmentierung des Nagelbetts. Diese Hyperpigmentierungen waren ausnahmslos nach Absetzen dieser Therapieform rückläufig.

## Toleranz der Länge der Bestrahlungszeit

Am Ende der Therapie wurden alle 110 in diese Studie aufgenommenen Patienten hinsichtlich ihrer Toleranz gegenüber der Länge der Bestrahlungszeit befragt. Die maximale Bestrahlungszeit bei einem Patienten mit kompletten Fingernagel- und Zehennagelbefall und einer maximalen Bestrahlungszeit von 60 Sekunden pro Nagel beträgt 20 Minuten. Rechnet man die 15minütige Badezeit noch hinzu, lag die Gesamttherapiezeit bei 35 Minuten. Man muß natürlich bedenken, daß diese Zeit erst gegen Ende der Therapie erreicht wird, sie sich demnach in den ersten Wochen der Behandlung wesentlich kürzer darstellt.

Wie aus Abb. **22** zu ersehen ist, empfand nur einer von den insgesamt 110 behandelten Patienten diese Methode als zu zeitintensiv. Alle anderen 109 Patienten tolerierten die Behandlungszeiten problemlos.

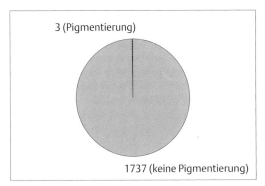

Abb. **21** Pigmentierung nach Bestrahlungstherapie (1740 behandelte Nägel).

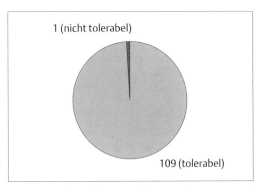

Abb. **22** Toleranz der Bestrahlungszeit (110 Patienten).

## Diskussion

Geduldig ertrugen die betroffenen Nagelpsoriatiker jahrelange erfolglose oder schmerzhafte Therapiemethoden oder nahmen sogar schwerere Nebenwirkungen in Kauf in der Hoffnung auf eine Heilung oder zumindest eine Besserung. In den meisten Fällen konnten diese Behandlungsversuche nicht einmal eine ausreichende Verbesserung geschweige denn eine Abheilung erreichen.

Bedenkt man, wie selten dieses Gebiet Forschungsgegenstand war, und das schon über Jahrzehnte, drängt sich der Eindruck auf, die Mediziner hätten vor diesem Problem kapituliert. Zwar verläuft diese Erkrankung nicht tödlich, aber sie kann die betroffenen Patienten ins soziale Abseits stellen, sie aus der Gesellschaft ausgliedern, sie mit einem Makel belegen, der für jeden sichtbar ist, und dann stellt sich die Frage, ob dies nicht einer „sozialen Tötung" entspricht, zumindest bedeutet es eine deutliche Minderung der Lebensqualität. Wir sprechen hier nicht über ein paar betroffene Patienten; die Nagelpsoriasis hat weltweit eine Morbidität von bis zu 1 % (44, 45, 49, 96, 100, 141, 166 – 168) und zählt damit zu einer der häufigsten Hauterkrankungen überhaupt. Die Notwendigkeit und die Dringlichkeit, effektivere und nebenwirkungsärmere Methoden zu finden, kann damit nicht besser unterstrichen werden.

### ■ Therapieergebnisse

In der vorliegenden Studie fand sich bei den Patienten mit einer psoriatischen Onychopathie an den Fingernägeln gegenüber den Patienten mit psoriatischen Läsionen in den Zehennägeln eine um ca. 10 % höhere Abheilungs- und Verbesserungsrate sowie eine um ca. 20 % geringere Stagnationsrate. Bezüglich des Links-rechts-Vergleichs konnten keine signifikanten Unterschiede in den Abheilungsraten verzeichnet werden.

Betrachtet man allerdings die unterschiedlichen psoriatischen Ausprägungsformen an den Finger- und Zehennägeln, finden sich interessante Ergebnisse. Während von den 816 erkrankten Fingernägeln 378 eine subunguale Keratose, 140 Tüpfelerscheinungen, 61 Onycholysen, 48 Onychodystrophien, 17 Ölflecke und die restlichen 172 Fingernägel Kombinationen dieser Ausprägungsformen aufwiesen, zeigte sich an den Zehennägeln eine völlig andere Verteilung. Von 924 erkrankten Zehennägeln ließen 810 eine subunguale Kerato-

se, 106 eine Onychodystrophie und die restlichen 8 Zehennägel Onycholysen oder Kombinationen von Ölfleck und subungualer Keratose erkennen. Damit liegt die Anzahl der schwereren Ausprägungsformen, wie z. B. der subungualen Keratose und der Onychodystrophie, an den Zehennägeln mehr als doppelt so hoch wie an den Fingernägeln.

Betrachtet man weiterhin die Abheilungsraten bei den unterschiedlichen psoriatischen Ausprägungsformen, lassen sich bemerkenswert hohe Raten bei Tüpfelerscheinungen, Ölflecken und Onycholysen, die zwischen 52,9 % und 58,6 % liegen, erkennen. Zählt man die „Abheilung" mit Tüpfel hinzu, erreichen die Abheilungsraten einen Prozentsatz zwischen 58,6 und 64,7. Dem stehen bei den schwereren psoriatisch veränderten Nägeln Abheilungsraten bei der subungualen Keratose von 31 % an den Finger- und 33 % an den Zehennägeln und bei der Onychodystrophie von 18,8 % an den Finger- und 10,4 % an den Zehennägeln gegenüber.

Bei der weiteren Auswertung der Ergebnisse fiel auf, daß die Verbesserungsraten bei der schwersten Form der psoriatischen Onychopathie, der Onychodystrophie, mit 54,2 % bei Fingernagelbeteiligung und 41,5 % bei Zehennagelbeteiligung erstaunlich hoch lagen. Im Vergleich dazu fiel die Verbesserungsrate bei der subungualen Keratose mit 14,6 % an den Finger- und 6,5 % an den Zehennägeln eher gering aus.

Auffällig war ebenfalls, daß die höchste Stagnationsrate, wie vielleicht zu erwarten, nicht bei der schwersten Form der Onychopathie, der Onychodystrophie, sondern bei der subungualen Keratose mit 47,6 % bei Fingernagelbefall und mit 59,5 % bei Zehennagelbefall zu finden war.

Um die Ergebnisse besser verstehen und bewerten zu können, ist es jedoch notwendig, sich eingehender mit den Wirkprinzipien der lichtsensibilisierenden Substanz, dem Psoralen, und der elektromagnetischen Strahlung auseinanderzusetzen.

### Psoralene

In mehreren Studien wurde die Penetration der lichtsensibilisierenden Substanz 8-Methoxypsoralen, das lokal zugeführt wird, untersucht (78, 80, 116, 139). Radioaktiv markiertes 8-Methoxypsoralen soll demnach innerhalb von 10 – 15 Minuten in

Epidermis und Korium eindringen und dort in gleichbleibender Konzentration noch 16 Stunden nachweisbar sein. Auch im subkutanen Fettgewebe reichert sich das lipophile 8-Methoxypsoralen an (140).

Für die Praxis leitet sich daraus ab, daß ein 15 minütiges Bad zur Lichtsensibilisierung völlig ausreichend ist. Die Fragen, die sich jetzt allerdings aufdrängen, sind, ob 8-Methoxypsoralen die Nägel ähnlich schnell und gut penetriert, ob die individuelle Nageldicke oder auch die pathologische Nageldicke wie z. B. bei der subungualen Keratose, hierbei nicht eine wesentliche Rolle spielt. Es gibt sehr unterschiedliche Schweregrade von subungualen Keratosen. Sie können Dicken von wenigen Millimetern bis hin zu einem Zentimeter und mehr erreichen. Es ist anzunehmen, daß die Penetration von 8-Methoxypsoralen bei schwereren subungualen Keratosen reduziert ist. Dies könnte eine Erklärung dafür sein, daß in der vorliegenden Studie die subungualen Keratosen die höchsten Stagnationsraten zu verzeichnen hatten. Nachfolgestudien werden nötig sein, um Fragen nach der Konzentration des 8-Methoxypsoralens im Nagelbereich bei unterschiedlichen psoriatischen Onychopathien und bei unterschiedlicher Dicke der psoriatischen Onychopathie, wie z. B. bei der subungualen Keratose, zu beantworten.

Möglicherweise ließe sich dann der Therapieerfolg durch eine längere Badezeit und eine damit vielleicht bessere Penetration des 8-Methoxypsoralens oder durch eine höhere Konzentration des 8-MOP, welche in der vorliegenden Studie nur 1,0 mg/l betrug, verbessern. Die hier verwandte Konzentration von 1,0 mg/l 8-MOP lag im Vergleich zur Literatur, wo Konzentrationen zwischen 3,4 und 10 mg/l angegeben werden, weit im unteren Bereich. Sie ließe sich natürlich weiter steigern, wobei die daraus möglicherweise resultierenden stärkeren Nebenwirkungen den Wirkungen gegenüber gestellt werden müßten. Auch ein Aufpinseln von Psoralenen auf die Nägel anstelle eines Bades könnte eine Therapieform darstellen. In jedem Fall muß künftig hinsichtlich der Badezeit bzw. Penetrationszeit und der Konzentration von 8-Methoxypsoralen bei unterschiedlichen psoriatischen Onychopathieformen stärker variiert werden. Es wäre sicherlich nicht ratsam, generell die Konzentration des 8-MOP und die Penetrationszeit bei allen psoriatischen Onychopathieformen zu erhöhen und damit mögliche schwerere Nebenwirkungen auch bei leichteren Onychopathieformen in Kauf zu nehmen. Wie die vorliegen-

de Studie schließlich zeigt, konnten bei Tüpfelerscheinungen, Ölflecken und Onycholysen bei einer sehr geringen Konzentration von 8-MOP und einer nur 15minütigen Badezeit bereits sehr gute Abheilungsraten erzielt werden. Die Aufgabe sollte also sein, die weitere adäquate Dosisfindung bei den unterschiedlichen psoriatischen Onychopathieformen voranzutreiben.

## Elektromagnetische Strahlung

Ein weiterer wichtiger Faktor in der Beurteilung des Therapieerfolges ist die Wirkmöglichkeit der elektromagnetischen Strahlung. Die emittierte UV-B-Strahlung erreicht bei dem verwandten Gerät Wellenlängen von 300–320 nm, die UV-A-Strahlung von 320–400 nm. Der größte Anteil der UV-A-Strahlung besteht aus UV-$A_1$-Strahlung mit einer Wellenlänge von 340–400 nm.

Das maximale Absorptionsspektrum der Psoralene liegt bei einer Wellenlänge von 320–400 nm, das entspricht der UV-A-Strahlung. Der Mechanismus, der zur Herabsetzung der epidermalen Proliferationsrate führt, wurde bereits auf S. 5 ausführlich erklärt.

In welcher Größenordnung der UV-B-Anteil zur therapeutischen Effektivität dieser Methode maßgeblich beitragen kann, wird noch weiter untersucht werden müssen. Es ist jedoch bekannt, daß auch mit einer Wellenlänge von 311 nm eine wirksame UV-Therapie bei vorheriger Lichtsensibilisierung mit Psoralenen durchgeführt werden kann (89). Weiter ist wichtig zu wissen, daß UV-B-Strahlung in einem In-vitro-Versuch auf die Granulozyten, welche in der Psoriasispathogenese eine bedeutende Rolle spielen, zytotoxischer wirkt als PUVA-Strahlung (51).

Die Durchlässigkeit von UV-Licht für menschliche Finger- und Zehennägel ist ebenso ein wichtiger Aspekt. So sollen menschliche Finger- und Zehennägel besser UV-A- und wesentlich geringer UV-B-durchlässig sein. Zudem wird über eine Abnahme der Lichtdurchlässigkeit bei Zunahme der Dicke der Nägel berichtet. Bei einer Nageldicke von ≥ 1 mm waren die Nägel nur noch für UV-A-Strahlung mit einer Wellenlänge > 340 nm durchlässig (122).

Dies mag auch eine Erklärung für die hohe Stagnationsrate der subungualen Keratosen sein. Zum einen fehlt die Wirkung der UV-B-Strahlung völlig, und zum anderen ist die Durchlässigkeit für UV-A-Strahlung deutlich reduziert. Bei der schwersten Form der psoriatischen Onychopathie, der Onychodystrophie, fehlt diese Barriere „Nageldicke". Bei dieser Form kommt es zur völligen Zerstörung der Nageloberfläche, so daß sowohl die UV-Strahlung ihren Wirkort leichter erreichen kann als auch die Penetration des 8-MOP und damit die Wirkkonzentration im Bereich des Nagels eher gegeben ist als z. B. bei der subungualen Keratose. Dies mag eine Begründung dafür sein, warum die Onychodystrophie im Vergleich zu der subungualen Keratose deutlich höhere Verbesserungs- und niedrigere Stagnationsraten zu verzeichnen hatte.

## Strahlungsintensität

Als weitere wichtige Einflußfaktoren auf den Therapieerfolg sind die Strahlungsintensität und die Bestrahlungsdauer zu nennen. Bei einer Strahlungsintensität von 0,7 $J/s\cdot cm^2$ UV-A-Strahlung und 0,08 $J/s\cdot cm^2$ UV-B-Strahlung betrug der Strahlungsenergiefluß bei einer Anfangszeit von 2 Sekunden 1,4 $J/cm^2$ UV-A-Strahlung und 0,16 $J/cm^2$ UV-B-Strahlung. Die Dosis wurde täglich um die Anfangsdosis erhöht. Um den Einfluß der Bestrahlungsdauer auf den Therapieerfolg besser beurteilen zu können, wurden die Patienten 4, 5, 6 oder > 6 Wochen behandelt. Beim Fingernagelbefall zeigte sich mit Zunahme der Bestrahlungsdauer eine kontinuierliche Abnahme der Stagnations- und eine kontinuierliche Zunahme der Verbesserungsrate. Beim Zehennagelbefall ließ sich ein ähnliches Ergebnis, allerdings mit einer geringeren Deutlichkeit, erkennen.

Man gewinnt den Eindruck, daß leichtere psoriatische Onychopathieformen mit einer Bestrahlungsdauer von 4 Wochen und der angegebenen stetigen Steigerung der Strahlungsintensität bereits sehr gute Abheilungsraten erzielen können. Bei schwereren Onychopathieformen kann allerdings die Verlängerung der Bestrahlungsdauer und damit ein Anstieg der Strahlungsintensität zu einer Reduktion der Stagnation bzw. zu einer Erhöhung der Verbesserung führen. Dies gibt Anlaß zu vermuten, daß eine Erhöhung der Strahlungsintensität pro Tag und/oder der Behandlungsdauer eine weitere Steigerung des Therapieerfolges möglich macht.

Da an allen 1740 behandelten Nägeln während der gesamten Therapie keine Reizerscheinungen auftraten und sich reversible diffuse Hyperpigmentierungen des Nagelbettes nach dieser Behandlungsmethode mit 0,17 % verhältnismäßig selten zeigten, wäre eine Erhöhung der Strahlungsintensität, welche durch eine Abstandsminderung, eine Erhöhung der Sekundenzahl pro Tag oder einer Verlängerung der Bestrahlungsdauer erreicht werden könnte, durchaus möglich. Wie schon bei der Penetrationszeit und der 8-MOP-Konzentration sollte auch bei der Strahlungsintensität die Aufgabe darin bestehen, die adäquate Dosisfindung bei den unterschiedlichen Onychopathieformen unter Berücksichtigung der Nebenwirkungs-Wirkungs-Konstellation voranzutreiben.

## Compliance

Ein anderer wichtiger Punkt, der auch nicht unerwähnt bleiben sollte, ist die Compliance der Patienten. Neben der technischen Seite ist auch sie wichtig, um den Erfolg der Behandlungsmethode zu garantieren. Denn die beste Methode kann nicht wirksam sein, wenn der Patient sie nicht akzeptiert.

Die hier vorgestellte Therapiemethode konnte mit einer hohen Motivation und Akzeptanz von seiten der Patienten durchgeführt werden. Die maximale Therapiedauer pro Tag betrug 35 Minuten. Von 110 behandelten Patienten fand nur ein Patient diese Zeit zu lang, wobei er die Therapie dennoch bis zum Ende durchführte.

## ■ Therapieergebnisse in Korrelation zu katamnestischen Daten

Um den Therapieerfolg besser beurteilen und bessere prognostische Aussagen hinsichtlich der Abheilungs-, Verbesserungs- und Stagnationsraten treffen zu können, sollten auch Korrelationen zwischen katamnestischen Daten und Therapieergebnissen untersucht werden.

In diesem Teil der Studie sollen die katamnestischen Daten allein in Beziehung zum Therapieerfolg gesehen werden. Eine detaillierte Aufschlüsselung von katamnestischen Daten in Korrelation zur Nagelpsoriasis, d. h. alle relevanten und wichtigen Einflußfaktoren auf die Nagelpsoriasis überhaupt, wie z. B. Alters-, Geschlechts- und Nagelpsoriasisverteilung, Schwere des Hautbefalls (PAS-Index, B-Zusatz), Familienanamnese, Eigenanamnese, Belastungs- und Provokationsfaktoren, psychische Belastung und Isolierung, Ausprägungsformen der Psoriasis an der Haut, an den Nägeln und Häufigkeitsverteilungen, Dauer der Haut- und der Nagelpsoriasis und psoriatischer Gelenkbefall, ist vollständig und umfassend auf S. 10 ff. beschrieben.

## Alters- und Geschlechtsverteilung, PAS-Index, Hand-/Fußrückenbefall

Interessanterweise konnten bei den Patienten im Alter von $\geq 50$ Jahren sowohl bei einer psoriatischen Onychopathie an den Fingernägeln mit 44,2% als auch bei einer psoriatischen Onychopathie an den Zehennägeln mit 30,8% signifikant höhere Abheilungsraten beobachtet werden als bei den Patienten in einem Alter von 25–49 Jahren, welche an den Fingernägeln eine Abheilung von 20,5% und an den Zehennägeln von 17,4% erreichten.

Bemerkenswerte Ergebnisse fanden sich auch hinsichtlich der Geschlechtsverteilung. Während die Abheilungsraten bei den Frauen beim Fingernagelbefall 43,3% und beim Zehennagelbefall 36,1% betrugen, konnten bei den Männern nur Abheilungsraten von 26,2% an den Fingernägeln und von 16,9% an den Zehennägeln erhoben werden.

Bei einem schwereren Hautbefall (PAS-Index $\geq 30$) ließen sich sowohl bei den Patienten mit Psoriasisbefall an den Fingernägeln mit 31,6% als auch bei den Patienten mit Psoriasisbefall an den Zehennägeln mit 45% die höchsten Stagnationsraten verzeichnen. Auch die Abheilungsraten lagen mit 26,3% bei Fingernagelbefall und mit 15% bei Zehennagelbefall deutlich unter den Raten der anderen Gruppen mit einem geringeren Hautbefall. Die höchsten Abheilungsraten erreichte die Patientengruppe mit einem PAX-Index von $\leq 9,9$ (gering ausgeprägter Hautbefall) mit 37,5% bei Fingernagelbeteiligung und 30,8% bei Zehennagelbeteiligung.

Weiter erwähnenswert ist, daß die Stagnationsraten bei den Patienten mit Hautbefall in unmittelbarer Umgebung der Nägel deutlich höher lagen als bei den Patienten ohne zusätzlichen Hautbefall. So fand sich bei der Patientengruppe mit Handrückenbefall mit 25,4% eine um mehr als 10% höhere Stagnationsrate als bei der Patientengruppe ohne Handrückenbefall mit 14,3%. Bei den Patienten mit zusätzlich psoriatisch erkrankten Fußrücken ergab sich eine Stagnationsrate bei Zehennagelbefall von 42,4% gegenüber 36,8% bei den Patienten ohne Fußrückenbefall.

Auf S. 11 f. konnte bereits festgestellt werden, daß mehr als doppelt soviele Patienten mit einem PAS-Index von $\geq 30$ in der Altersgruppe von 25–49 Jahren wie in der Gruppe von $\geq 50$ Jahren zu finden waren. Es scheint so, daß die 25–49jährigen einem höheren Eruptionsdruck unterliegen als die $\geq 50$jährigen. Dies mag mit einer kontinuierlichen Abnahme der Zellerneuerungsrate im höheren Lebensalter zu begründen sein. Wie die Untersuchungsergebnisse gezeigt haben, könnte die Schwere des Hautbefalls allgemein, aber auch der Hautbefall in unmittelbarer Umgebung der Nägel als möglicher prognostischer Faktor bezüglich des Therapieerfolges dienen.

Für das bessere Abschneiden des weiblichen Geschlechts in der Abheilung von psoriatisch erkrankten Finger- und Zehennägeln gegenüber dem männlichen Geschlecht spielen hormonelle oder kosmetische Faktoren möglicherweise eine Rolle.

## Familienanamnese (Hautpsoriasis und Nagelpsoriasis)

Nach heutiger Meinung ist die Psoriasis eine erbliche Dispositionserkrankung (1, 10, 21, 81, 113, 131, 137, 142). Dies bedeutet, daß die Bereitschaft zur psoriatischen Erkrankung vererbt wird, die klinische Erstmanifestation jedoch von exogenen und endogenen Provokationsfaktoren abhängig ist.

Zwillingsuntersuchungen haben ebenfalls die genetische Bedeutsamkeit der Psoriasis unterstrichen (21, 92, 131, 152, 159). Weiter soll auch das HLA-System in bezug auf die Erblichkeit der Psoriasis eine Rolle spielen (21, 81, 131, 136, 137). Die Frage, die sich stellte, war, ob eine positive Familienanamnese hinsichtlich Haut- bzw. Nagelpsoriasis zugleich auch ein schlechteres Therapieergebnis bedeutete.

Tatsächlich ließ sich bei der Patientengruppe mit Hautpsoriasis und mit Nagelpsoriasis in der Familie eine deutlich geringere Abheilungsrate eruieren als bei der Patientengruppe mit negativer Familienanamnese. So wiesen die Patienten mit psoriatisch veränderten Fingernägeln und positiver Familienanamnese bezüglich Hautbefall eine Abheilungsrate von 21,9% und die Patienten mit psoriatisch veränderten Zehennägeln von 18,2% auf gegenüber der Gruppe ohne Familienanamnese, welche an den Fingernägeln eine Abheilungsrate von 37,3% und an den Zehennägeln eine Rate von 26,5% erzielen konnte.

Ein ähnliches Ergebnis fand sich auch bei den Patienten mit positiver Familienanamnese bezüglich Nagelpsoriasis. Patienten mit Nagelbefall in der Familie zeigten eine geringere Abheilungsrate bei Finger- und Zehennagelbeteiligung mit jeweils 18,8% als die Patienten ohne bekannten Nagelbefall in der Familie mit 34,7% an den Fingernägeln und 24,7% an den Zehennägeln.

Laut diesen Ergebnissen scheinen die Patienten mit einer positiven Familienanamnese von seiten der Hautpsoriasis wie auch der Nagelpsoriasis der Therapie schlechter zugänglich zu sein. Möglicherweise spielen auch bei einer stärkeren Therapieresistenz genetische Faktoren keine unerhebliche Rolle.

## Belastungs- und Provokationsfaktoren

Selbst die Einflußnahme von Belastungs- und Provokationsfaktoren auf die Exazerbation, Unterhaltung oder Rezidivierung der Psoriasis wird bis heute noch kontrovers diskutiert. Diese Studie soll deshalb mehr Informationen darüber vermitteln, ob eine Reihe von unterschiedlichen Belastungs- bzw. Provokationsfaktoren das Therapieergebnis nachteilig beeinflussen können.

Weder die Berufstätigkeit allein noch berufliche Belastungsfaktoren wie das vermehrte Arbeiten mit Chemikalien oder im wäßrigen Milieu, hohe mechanische Belastung und Einflußnahme von Hitze und Kälte konnten erhöhte Stagnationsbzw. geringere Abheilungsraten nach sich ziehen.

Ein anderes Bild ergab sich hingegen beim Broca-Index. Interessant war, daß die Patienten mit einem geringeren Über- bzw. Untergewicht mit 46,3 % eine deutlich höhere Abheilungsrate an den Fingernägeln aufwiesen als die stärker übergewichtigen Patienten mit 27,9 %. Weiter fiel auf, daß die Patienten mit einem Übergewicht von $\geq 10\,\%$ mit 49 % eine sehr signifikant höhere Stagnationsrate an den Zehennägeln aufwiesen als die Patienten mit einem Über-/Untergewicht $< 10\,\%$ mit 25 %. Erstaunlich war weiterhin, daß die Patienten mit einem stärkeren Untergewicht von $\geq 10\,\%$ beim Fingernagelbefall keine und beim Zehennagelbefall mit 16,7 % eine deutlich geringere Abheilung im Gegensatz zu den anderen Gewichtsklassen erzielen konnten.

Bei Betrachtung der Einflußnahme des Nikotinkonsums auf das Therapieergebnis konnten bei den Rauchern weder höhere Stagnations- noch geringere Abheilungsraten gegenüber der Nichtrauchergruppe gefunden werden.

Beim regelmäßigen Alkoholkonsum zeigte sich dagegen ein völlig anderes Bild. Patienten mit regelmäßigem Alkoholkonsum zeigten sowohl eine höhere Stagnationsrate mit 23,8 % (Fingernagelbefall) und 50 % (Zehennagelbefall) als auch eine geringere Verbesserungsrate mit 42,9 % (Fingernagelbefall) und 18,2 % (Zehennagelbefall) gegenüber der Patientengruppe ohne regelmäßigen Konsum von Alkohol mit einer Stagnation von 17,1 % und 35,4 % an den Finger- bzw. Zehennägeln und einer Verbesserung von 51,4 % und 43 % bei psoriatischer Finger- bzw. Zehennagelbeteiligung.

Hinsichtlich der Provokationsfaktoren konnten bei der Patientengruppe mit einem angegebenen Trauma als Auslösefaktor für den erneuten Psoriasisschub mit Abstand die höchsten Stagnationsraten von 50 % beim Finger- und von 60 % beim Zehennagelbefall gefunden werden. Dagegen ließen sich bei streß- und psychisch bedingten Auslösefaktoren die höchsten Abheilungs- und Verbesserungsraten eruieren.

Daß exogene physikalische und chemische berufliche Belastungsfaktoren keine verstärkte Therapieresistenz nach sich ziehen, mag mit der Struktur des Nagelmaterials zusammenhängen. Die Barriere für exogene Noxen ist im Bereich des Nagelmaterials höher als an der übrigen Haut.

Die Fehl- bzw. Mangelernährung bei den stärker unter- bzw. übergewichtigen Patienten kann zu Stoffwechselstörungen und damit auch zu einem Ernährungsdefizit im Bereich der Akren führen. Im vorgeschädigten Gewebe kann eine psoriatische Reaktion leichter persistieren oder unterhalten werden.

Mögliche Korrelationen zwischen Nikotin- (7, 16, 72, 82, 105, 112, 127, 164) bzw. Alkoholkonsum (26, 57, 58, 72, 107, 109, 158, 169) und Psoriasis werden in der Literatur sehr kontrovers diskutiert. In dieser Studie ließ sich als erheblicher Einflußfaktor auf das Therapieergebnis ein vermehrter Alkoholkonsum vermerken. Rauchgewohnheiten beeinträchtigen den Therapieerfolg hingegen nicht. Erhöhter Alkoholkonsum, der häufig für die Therapieresistenz der Hautpsoriasis verantwortlich gemacht wird, scheint auch in der Therapie der Nagelpsoriasis ein hemmender Faktor zu sein.

Die psoriatische Erkrankung wird nach heutiger Meinung als eine polygene Dispositionserkrankung aufgefaßt, welche durch exogene und/ oder endogene Provokationsfaktoren ausgelöst werden können. Viele Autoren berichten über das Einwirken von exogenen und endogenen Stimuli auf die Verschlechterung der Psoriasis (8, 11, 19, 39, 54, 91, 92, 118, 161).

Die Frage, die sich stellte, war, ob unterschiedliche Provokationsfaktoren Einfluß auf das Therapieergebnis ausüben können. Es konnte bereits festgehalten werden, daß die eher nicht zu beeinflussenden Auslösefaktoren wie Infektion, Operation und Trauma einen wesentlich schwereren Psoriasisschub und schwerere Nagelbeteiligung nach sich ziehen als Provokationsfaktoren wie Streß und psychische Belastung. Möglicherweise spielen die akuten, unvorbereiteten und damit stark überschwelligen Reize, wie z. B. Traumata, eine tragende Rolle auch in der Therapieresistenz der Nägel, während die eher chronisch schleichenden, sich stets wiederholenden, bekannten und damit im Schwellenbereich liegenden Reize wie psychisch und streßbedingte Belastungssituationen häufiger zu einem besseren Therapieerfolg führen.

## Dauer der Haut- bzw. Nagelpsoriasis

Während sich bei einer Psoriasisdauer von > 30 Jahren bei den Patienten mit einer psoriatischen Onychopathie an den Fingernägeln mit jeweils 31,6% erheblich höhere Stagnations- und geringere Verbesserungsraten gegenüber den Patienten mit einer geringeren Dauer der Psoriasis an der Haut nachweisen ließen, konnte dieser Unterschied bei den Patienten mit psoriatischen Onychopathien an den Zehennägeln und einer ebenfalls bestehenden Hautpsoriasis von > 30 Jahren nicht gefunden werden.

Interessante Ergebnisse ließen sich bei den Patienten mit einer bestehenden Nagelpsoriasis seit mehr als 15 Jahren verzeichnen. Diese Patientengruppe wies sowohl bei Fingernagelbeteiligung (Abheilung 13%, Stagnation 30,4%) als auch bei Zehennagelbeteiligung (Abheilung 14,8%, Stagnation 44,4%) erheblich geringere Abheilungs- bzw. höhere Stagnationsraten gegenüber den Patientengruppen mit geringerer Dauer der Nagelpsoriasis auf. In dieser Studie konnte belegt werden, daß die Dauer der Nagelpsoriasis Einfluß auf die Schwere des psoriatischen Nagelbefalls ausübt. Die Wahrscheinlichkeit, nach einer Nagelpsoriasisdauer von > 15 Jahren eine schwere psoriatische Nagelbeteiligung auszubilden, beträgt sowohl für den Finger- als auch für den Zehennagelbefall über 95%.

Nicht ohne Einfluß auf die Nagelpsoriasis überhaupt und die Schwere der Nagelpsoriasis bleibt auch die Dauer der Hautpsoriasis. So ergab sich bei einem Bestehen der Hautpsoriasis von ≥ 5 Jahren mit 82,1% ein sprunghafter Anstieg der Fingernagelbeteiligung gegenüber der Gruppe mit einer Dauer der Hautpsoriasis von bis zu 4 Jahren mit 53,3%. Eine hohe Beteiligung der Fußzehennägel fand dagegen schon in den ersten Jahren (bis zu 4 Jahren) der Hautpsoriasis statt.

Die Ergebnisse der vorliegenden Studie geben Anlaß zu der Vermutung, daß die Dauer der beste-henden Haut- bzw. Nagelpsoriasis als prognostischer Faktor sowohl für die zu erwartende Schwere der Nagelpsoriasis als auch für den Therapieerfolg dienen könnte.

## Psoriatischer Gelenkbefall

Patienten mit Fingergelenkschmerzen erzielten mit 21,4% eine wesentlich geringere Abheilungsquote als Patienten ohne Gelenkbefall mit 36,5%. Ebenso lag die Stagnationsrate mit 21,4% in der Gruppe mit Fingergelenkbeschwerden oberhalb der Rate der Gruppe ohne Gelenkbeteiligung mit 17,5%.

Bei den Patienten ohne DIP-Gelenk-Befall an den Fingern lag die Abheilungsrate mit 34,6% mehr als doppelt so hoch wie bei den Patienten mit DIP-Fingergelenk-Schmerzen und einer Abheilung von 15,4%. Bei der Patientengruppe mit distalen interphalangealen Gelenkbeschwerden in den Zehengelenken konnte hingegen keine Abheilung erzielt werden (0%). Jedoch fand sich bei der Patientengruppe ohne DIP-Gelenk-Schmerzen in den Zehengelenken eine Abheilungsrate von 26,4%.

Die Morbidität der Arthritis psoriatica liegt bei 0,02 – 0,1%. 5 – 7% aller Psoriatiker erkranken zusätzlich an einer Psoriasisarthritis (50, 88, 98).

Die in dieser Studie gefundenen deutlich geringeren Abheilungsraten bei Finger- bzw. Zehengelenkbeschwerden und/oder bei DIP-Gelenk-Schmerzen mögen darin begründet sein, daß die zusätzliche lokale Gelenkentzündung im Sinne eines isomorphen Reizeffektes im Nagelbereich fungiert und damit ein Ansprechen auf die durchgeführte Therapie vermindert.

## ■ Schlußfolgerung

Nachfolgestudien werden erforderlich sein, um die hier erstmals erhobenen Einflußfaktoren auf den Therapieerfolg der vorgestellten Behandlungsmethode zu bestätigen.

Möglicherweise tragen diese Einflußfaktoren dazu bei, künftig zuverlässigere Aussagen über das zu erwartende Therapieergebnis zu treffen.

Weiter wird zu prüfen sein, ob eine Intensivierung dieser Therapieform bessere Abheilungs- bzw. geringere Stagnationsraten auch bei den Patienten zu erreichen vermag, bei denen relevante Einflußfaktoren gefunden wurden.

Zusammenfassend läßt sich feststellen, daß die Therapieerfolge der vorliegenden Studie weit über dem liegen, was andere Methoden auf diesem Gebiet bis heute zu leisten vermochten. Zudem ist diese Methode besonders nebenwirkungsarm, praktikabel und kostengünstig – alles Eigenschaften, die bisher bekannte Methoden nicht unbedingt ausnahmslos in sich vereinen konnten.

Darüber hinaus findet sich bei dieser Therapieform eine hohe Akzeptanz von seiten der betroffenen Patienten.

Die bisherigen Therapieergebnisse sind überzeugend und hoffnungsvoll zugleich. Wie in der Diskussion ausführlich erläutert wurde, besteht eine ganze Reihe von Möglichkeiten, diese Methode bei unterschiedlichen psoriatischen Onychopathieformen nebenwirkungsarm zu optimieren. Dieser therapeutische Ansatz hat alle Voraussetzungen, die Methode der Wahl bei Nagelpsoriasis zu werden. Nach jahrzehntelanger erfolgloser Therapie der Nagelpsoriasis stellt diese Behandlungsmethode eine begründete Hoffnung für viele Nagelpsoriatiker auf Abheilung oder Besserung ihrer Erkrankung dar.

# Anhang

■ **Vordruck zur Berechnung des PAS-Index**

## PASI-SCORE bei PSORIASIS

Name: .......................................................................................    Diagnose: ...............................................................................

Pat.-Nr.: ........................................................................................

A = Aufnahmebefund, E = Entlassungsbefund

**Psoriasis area and severity index = PASI**

| | | A \| E | | A \| E | | A \| E | A \| E | |
|---|---|---|---|---|---|---|---|---|
| Kopf | Erythem (EK) | | | | | | | |
| | Infiltration (IK) | | $\Sigma$ x= 0,1 | | x Ausdehnung(AK) | | = | (1) |
| | Schuppung (SK) | | | | | | | |
| | $\Sigma$ = | | | | | | | |
| Stamm | Erythem (ES) | | | | | | | |
| | Infiltration (IS) | | $\Sigma$ x = 0,3 | | x Ausdehnung (AS) | | = | (2) |
| | Schuppung (SS) | | | | | | | |
| | $\Sigma$ = | | | | | | | |
| Arme | Erythem (EA) | | | | | | | |
| | Infiltration (IA) | | $\Sigma$ x = 0,2 | | x Ausdehnung (AA) | | = | (3) |
| | Schuppung (SA) | | | | | | | |
| | $\Sigma$ = | | | | | | | |
| Beine | Erythem (EB) | | | | | | | |
| | Infiltration (IB) | | $\Sigma$ x = 0,4 | | x Ausdehnung (AB) | | = | (4) |
| | Schuppung (SB) | | | | | | | |
| | $\Sigma$ = | | | | | | | |

A \| E

Datum:

| (1) | | $0{,}1$ x (EK+IK+SK) x AK | |
| (2) | + | $0{,}3$ x (ES+IS+SS) x AS | |
| (3) | + | $0{,}2$ x (EA+IA+SA) x AA | |
| (4) | + | $0{,}1$ x (EB+IB+SB) x AB | |
| = | | **PAS - Index** | |

| | 0 | 1 | 2 | 3 | 4 | 5 | 6 |
|---|---|---|---|---|---|---|---|
| Ausdehnung: | nicht | bis 10% | 10 - 30% | 30 - 50% | 50 - 70% | 70 - 90% | > 90% |
| Stärke: | nicht | gering | mittel | stark | sehr stark | | |

# ■ Vordruck zur Berechnung des B-Zusatzes

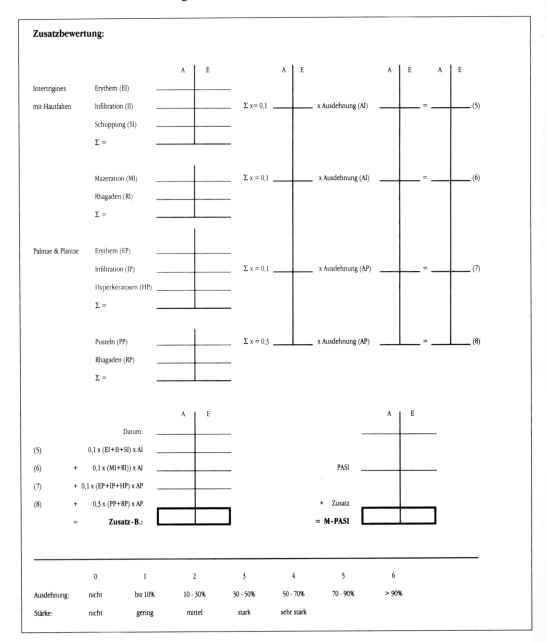

**Zusatzbewertung:**

Intertrigines mit Hautfalten
- Erythem (EI)
- Infiltration (II)
- Schuppung (SI)
- Σ =

$\Sigma$ x = 0,1 ___ x Ausdehnung (AI) ___ = ___ (5)

- Mazeration (MI)
- Rhagaden (RI)
- Σ =

$\Sigma$ x = 0,1 ___ x Ausdehnung (AI) ___ = ___ (6)

Palmae & Plantae
- Erythem (EP)
- Infiltration (IP)
- Hyperkeratosen (HP)
- Σ =

$\Sigma$ x = 0,1 ___ x Ausdehnung (AP) ___ = ___ (7)

- Pusteln (PP)
- Rhagaden (RP)
- Σ =

$\Sigma$ x = 0,3 ___ x Ausdehnung (AP) ___ = ___ (8)

Datum:
- (5)    $0,1 \times (EI+II+SI) \times AI$
- (6)  + $0,1 \times (MI+RI)) \times AI$
- (7)  + $0,1 \times (EP+IP+HP) \times AP$
- (8)  + $0,3 \times (PP+RP) \times AP$
- =    **Zusatz - B.:**

PASI

+ Zusatz

= **M - PASI**

|   | 0 | 1 | 2 | 3 | 4 | 5 | 6 |
|---|---|---|---|---|---|---|---|
| Ausdehnung: | nicht | bis 10% | 10 - 30% | 30 - 50% | 50 - 70% | 70 - 90% | > 90% |
| Stärke: | nicht | gering | mittel | stark | sehr stark | | |

■ **Erhebungsbogen**

## Nagelpsoriasis – eine prospektive klinische Studie

**Patient**

Name _____

Vorname _____

Anschrift _____

**1** Alter _____ Jahre

**2**

| | | | |
|---|---|---|---|
| 1 = < 10 J. | 5 = 25 – 29 J. | 9 = 45 – 49 J. | 13 = 65 – 69 J. |
| 2 = 10 – 14 J. | 6 = 30 – 34 J. | 10 = 50 – 54 J. | 14 = > 70 J. |
| 3 = 15 – 19 J. | 7 = 35 – 39 J. | 11 = 55 – 59 J. | |
| 4 = 20 – 24 J. | 8 = 40 – 44 J. | 12 = 60 – 64 J. | |

Beruf _____

**3** Belastungen     1 Chemikalien     3 Hitze     5 mechanisch
                       2 Wasser          4 Kälte

**4** z. Zt. berufstätig     0 nein     1 ja

**5** Geschlecht     1 weiblich   2 männlich

**6 Familienanamnese 0 nein     1 ja**

| | | | |
|---|---|---|---|
| **7** | Psoriasisbefall | 0 nein | 1 ja |
| **8** | Mutter | 0 nein | 1 ja |
| **9** | Vater | 0 nein | 1 ja |
| **10** | Bruder | 0 nein | 1 ja |
| **11** | Schwester | 0 nein | 1 ja |

| | | | |
|---|---|---|---|
| **12** | Nagelbefall | 0 nein | 1 ja |
| **13** | Mutter | 0 nein | 1 ja |
| **14** | Vater | 0 nein | 1 ja |
| **15** | Bruder | 0 nein | 1 ja |
| **16** | Schwester | 0 nein | 1 ja |

**Aktuelle Anamnese**
**Allgemeine Anamnese**

**17** Körpergröße _____ cm
**18** Körpergewicht _____ kg

**19** Broca-Index
   1 Normalgewicht
   2 Übergewicht $\leq$ 10%
   3 Übergewicht $\leq$ 20%
   4 Übergewicht $>$ 20%
   5 Untergewicht $\leq$ 10%

6 Untergewicht $\leqslant$ 20%

7 Untergewicht > 20%

**20** Nikotin        0 nein             4 = > 30/Tag

                           1 = $\leqslant$ 5/Tag      5 Exraucher $\leqslant$ 5 Jahre

                           2 = > 5–10/Tag    6 Exraucher > 5 Jahre

                           3 = > 10–30/Tag

**21** Alkohol        0 Nein    1 selten    2 regelmäßig

### Begleiterkrankungen

**22** Diabetes mellitus     0 nein     1 ja

**23** Lebererkrankungen    0 nein     1 ja    welche: _____

**24** Herzerkrankungen     0 nein     1 ja    welche: _____

**25** Lungenerkrankungen   0 nein     1 ja    welche: _____

**26** Gefäßerkrankungen    0 nein     1 ja    welche: _____

### Psoriasisanamnese

**27** Erstmanifestation (erstmalig aufgetreten)

    1 = < 10 J.     5 = 25–29 J.     9 = 45–49 J.    13 = 65–69 J.

    2 = 10–14 J.   6 = 30–34 J.    10 = 50–54 J.   14 = > 70 J.

    3 = 15–19 J.   7 = 35–39 J.    11 = 55–59 J.

    4 = 20–24 J.   8 = 40–44 J.    12 = 60–64 J.

**28** Dauer

    1 = < 1 J.     5 = 10–14 J.

    2 = 1–2 J.    6 = 15–19 J.

    3 = 3–4 J.    7 = 20–30 J.

    4 = 5–9 J.    8 = >30 J.

### Psoriasisformen

**29** Psoriasis punctata     0 nein     1 ja

**30** Psoriasis guttata      0 nein     1 ja

**31** Psoriasis nummularis   0 nein     1 ja

**32** Psoriasis en plaques    0 nein     1 ja

**33** Psoriasis geographica   0 nein     1 ja

**34** Psoriasiserythrodermie 0 nein     1 ja

### Lokalisation

**35** Gesicht             0 nein     1 ja

**36** Hals/Nacken         0 nein     1 ja

**37** Dekolleté           0 nein     1 ja

**38** Ellenbogen          0 nein     1 ja

**39** obere Extremität     0 nein     1 ja

**40** Knie               0 nein     1 ja

**41** untere Extremität    0 nein     1 ja

**42** Handrücken         0 nein     1 ja

**43** Fußrücken          0 nein     1 ja

**44** Abdomen           0 nein     1 ja

**45** Rücken             0 nein     1 ja

**46** Glutäalbereich       0 nein     1 ja

**47** Psoriasis inversa           0 nein    1 ja
**48** Rima ani                 0 nein    1 ja
**49** genital                  0 nein    1 ja
**50** inguinal                0 nein    1 ja
**51** axillär                  0 nein    1 ja
**52** submammär         0 nein    1 ja

**53** Psoriasis capitis         0 nein    1 ja
**54** Psoriasis palmoplantaris    1 Hände    2 Füße     3 beides

**55** Minimalformen        0 nein    1 ja
**56** aurikulär              0 nein    1 ja
**57** retroaurikulär        0 nein    1 ja
**58** orbital                 0 nein    1 ja
**59** labial                   0 nein    1 ja
**60** umbilikal            0 nein    1 ja
**61** Nagelpsoriasis       0 nein    1 ja

**62** PAS-Index bei Aufnahme _____

**63**

| | | | |
|---|---|---|---|
| 1 = 0 | 5 = 15 – 19,9 | 9 = 35 – 39,9 | 13 = 55 – 59,9 |
| 2 = 0,1 – 4,9 | 6 = 20 – 24,9 | 10 = 40 – 44,9 | 14 = 60 – 64,9 |
| 3 = 5 – 9,9 | 7 = 25 – 29,9 | 11 = 45 – 49,9 | 15 = 65 – 69,9 |
| 4 = 10 – 14,9 | 8 = 30 – 34,9 | 12 = 50 – 54,9 | 16 = ≥ 70 |

**64** B-Zusatz bei Aufnahme _____

**65**

| | | | |
|---|---|---|---|
| 1 = 0 | 6 = 2 – 2,4 | 11 = 4,5 – 4,9 | 16 = 9 – 9,9 |
| 2 = 0,1 – 0,5 | 7 = 2,5 – 2,9 | 12 = 5 – 5,9 | 17 = 10 – 14,9 |
| 3 = 0,5 – 0,9 | 8 = 3 – 3,4 | 13 = 6 – 6,9 | 18 = 15 – 19,9 |
| 4 = 1 – 1,4 | 9 = 3,5 – 3,9 | 14 = 7 – 7,9 | 19 = ≥ 20 |
| 5 = 1,5 – 1,9 | 10 = 4 – 4,4 | 15 = 8 – 8,9 | |

**66** Auslösefaktoren
    1 nicht bekannt    4 Streß privat      7 Psyche
    2 Infektion          5 Streß beruflich    8 Sonstiges: _____
    3 Trauma            6 Operation

**67** Psychische Belastung durch die Erkrankung     0 nein    1 ja
**68** Soziale Belastung durch die Erkrankung       0 nein    1 ja
    (Isolierung)

**69** Diagnose Gicht oder Harnsäureerhöhung gestellt? 0 nein    1 ja
**70** Diagnose chronische Polyarthritis (Rheuma)       0 nein    1 ja
    gestellt?

**71** **Gelenkbefall**    0 nein    1 jetzt    2 früher    3 jetzt und früher
    **(Schmerzen)**

**72** **kleine Gelenke** 0 nein    1 jetzt    2 früher    3 jetzt und früher
**73** Wirbelsäule      0 nein    1 jetzt    2 früher    3 jetzt und früher

| | | | | | | | |
|---|---|---|---|---|---|---|---|
| **74** | **Fingergelenke** | 0 nein | 1 jetzt | 2 früher | 3 jetzt und früher |
| **75** | DIP | 0 nein | 1 jetzt | 2 früher | 3 jetzt und früher |
| **76** | PIP | 0 nein | 1 jetzt | 2 früher | 3 jetzt und früher |
| **77** | MCP | 0 nein | 1 jetzt | 2 früher | 3 jetzt und früher |
| **78** | | 1 asymmetrisch | 2 symmetrisch |
| **79** | Wurstfinger | 0 nein | 1 jetzt | 2 früher | 3 jetzt und früher |

| | | | | | |
|---|---|---|---|---|---|
| **80** | **Zehengelenke** | 0 nein | 1 jetzt | 2 früher | 3 jetzt und früher |
| **81** | DIP | 0 nein | 1 jetzt | 2 früher | 3 jetzt und früher |
| **82** | PIP | 0 nein | 1 jetzt | 2 früher | 3 jetzt und früher |
| **83** | MTP | 0 nein | 1 jetzt | 2 früher | 3 jetzt und früher |
| **84** | | 1 asymmetrisch | 2 symmetrisch |
| **85** | Wurstzehe | 0 nein | 1 jetzt | 2 früher | 3 jetzt und früher |

| | | | | | |
|---|---|---|---|---|---|
| **86** | **Große Gelenke** | 0 nein | 1 jetzt | 2 früher | 3 jetzt und früher |
| **87** | Kiefergelenk | 0 nein | 1 jetzt | 2 früher | 3 jetzt und früher |
| **88** | Sternoklavi-kulargelenk | 0 nein | 1 jetzt | 2 früher | 3 jetzt und früher |
| **89** | Schultergelenk | 0 nein | 1 jetzt | 2 früher | 3 jetzt und früher |
| **90** | Ellenbogen-gelenk | 0 nein | 1 jetzt | 2 früher | 3 jetzt und früher |
| **91** | Handgelenk | 0 nein | 1 jetzt | 2 früher | 3 jetzt und früher |
| **92** | Hüftgelenk | 0 nein | 1 jetzt | 2 früher | 3 jetzt und früher |
| **93** | Kniegelenk | 0 nein | 1 jetzt | 2 früher | 3 jetzt und früher |
| **94** | Sprunggelenk | 0 nein | 1 jetzt | 2 früher | 3 jetzt und früher |
| **95** | | 1 asymmetrisch | 2 symmetrisch |

**96** Gesamtbefall  1 oligoartikulär ($\leq 3$)  2 polyartikulär ($> 3$)

**Gelenkbefall**

**97** vor Beginn der Psoriasis
1 = < 1 Jahr
2 = 1–2 Jahre
3 = > 2–5 Jahre
4 = > 5–10 Jahre
5 = > 10 Jahre

**98** nach Beginn der Psoriasis
1 = < 1 Jahr
2 = 1–2 Jahre
3 = > 2–5 Jahre
4 = > 5–10 Jahre
5 = > 10 Jahre

**99** Erstmalig Gelenkschmerzen

| | | | |
|---|---|---|---|
| 1 = < 10 J. | 5 = 25–29 J. | 9 = 45–49 J. | 13 = 65–69 J. |
| 2 = 10–14 J. | 6 = 30–34 J. | 10 = 50–54 J. | 14 = ≥ 70 J. |
| 3 = 15–19 J. | 7 = 35–39 J. | 11 = 55–59 J. | |
| 4 = 20–24 J. | 8 = 40–44 J. | 12 = 60–64 J. | |

**100** Radiologisch oder szintigraphisch Psoriasisarthritis gestellt?
0 nein  1 ja

**101 Nagelpsoriasis (Hand)** 0 nein 1 ja

**102** Dauer

| | | |
|---|---|---|
| 1 = ≤ 6 Mon. | 4 = 3 – 4 J. | 7 = 15 – 19 J. |
| 2 = > 6 Mon. – 1 J. | 5 = 5 – 9 J. | 8 = 20 – 30 J. |
| 3 = 1 – 2 J. | 6 = 10 – 14 J. | 9 = > 30 J. |

**103** Anzahl der betroffenen Finger

| | |
|---|---|
| 1 = 1 – 2 | 4 = 7 – 8 |
| 2 = 3 – 4 | 5 = 9 – 10 |
| 3 = 5 – 6 | |

| Nagelbefall | frei | Tü. | Öl. | Ony. | s. K. | Dys. | Tü.+Öl. | Tü.+Ony. | Tü.+s. K. | Öl.+Ony. | Öl.+s. K. | Tü.+Öl.+Ony. | Tü.+Öl.+s. K. |
|---|---|---|---|---|---|---|---|---|---|---|---|---|---|
| links | 0 | 1 | 2 | 3 | 4 | 5 | 6 | 7 | 8 | 9 | 10 | 11 | 12 |
| 1. Finger | | | | | | | | | | | | | |
| 2. Finger | | | | | | | | | | | | | |
| 3. Finger | | | | | | | | | | | | | |
| 4. Finger | | | | | | | | | | | | | |
| 5. Finger | | | | | | | | | | | | | |
| rechts | 0 | 1 | 2 | 3 | 4 | 5 | 6 | 7 | 8 | 9 | 10 | 11 | 12 |
| 1. Finger | | | | | | | | | | | | | |
| 2. Finger | | | | | | | | | | | | | |
| 3. Finger | | | | | | | | | | | | | |
| 4. Finger | | | | | | | | | | | | | |
| 5. Finger | | | | | | | | | | | | | |

**114** Nagelbefall 1 symmetrisch 2 asymmetrisch

| Nagelbefall | DIP | PIP | MCP | DIP+PIP | DIP+MCP | PIP+MCP | DIP+PIP+MCP |
|---|---|---|---|---|---|---|---|
| links | 1 | 2 | 3 | 4 | 5 | 6 | 7 |
| 1. Finger | | | | | | | |
| 2. Finger | | | | | | | |
| 3. Finger | | | | | | | |
| 4. Finger | | | | | | | |
| 5. Finger | | | | | | | |
| rechts | 1 | 2 | 3 | 4 | 5 | 6 | 7 |
| 1. Finger | | | | | | | |
| 2. Finger | | | | | | | |
| 3. Finger | | | | | | | |
| 4. Finger | | | | | | | |
| 5. Finger | | | | | | | |

**125** Gelenkbefall 1 symmetrisch 2 asymmetrisch

**127 Nagelpsoriasis (Fuß)**    0 nein    1 ja

**128** Dauer

| | | |
|---|---|---|
| 1 = ≤ 6 Mon. | 4 = 3 – 4 J. | 7 = 15 – 19 J. |
| 2 = > 6 Mon. – 1 J. | 5 = 5 – 9 J. | 8 = 20 – 30 J. |
| 3 = 1 – 2 J. | 6 = 10 – 14 J. | 9 = > 30 J. |

**129** Anzahl der betroffenen Zehen

| | |
|---|---|
| 1 = 1 – 2 | 4 = 7 – 8 |
| 2 = 3 – 4 | 5 = 9 – 10 |
| 3 = 5 – 6 | |

| Nagelbefall | frei | Tü. | Öl. | Ony. | s. K. | Dys. | Tü.+Öl. | Tü.+Ony. | Tü.+s. K. | Öl.+Ony. | Öl.+s. K. | Tü.+Öl.+Ony. | Tü.+Öl.+s. K. |
|---|---|---|---|---|---|---|---|---|---|---|---|---|---|
| links | 0 | 1 | 2 | 3 | 4 | 5 | 6 | 7 | 8 | 9 | 10 | 11 | 12 |
| 1. Zeh | | | | | | | | | | | | | |
| 2. Zeh | | | | | | | | | | | | | |
| 3. Zeh | | | | | | | | | | | | | |
| 4. Zeh | | | | | | | | | | | | | |
| 5. Zeh | | | | | | | | | | | | | |
| rechts | 0 | 1 | 2 | 3 | 4 | 5 | 6 | 7 | 8 | 9 | 10 | 11 | 12 |
| 1. Zeh | | | | | | | | | | | | | |
| 2. Zeh | | | | | | | | | | | | | |
| 3. Zeh | | | | | | | | | | | | | |
| 4. Zeh | | | | | | | | | | | | | |
| 5. Zeh | | | | | | | | | | | | | |

**140** Nagelbefall    1 symmetrisch     2 asymmetrisch

| Nagelbefall | DIP | PIP | MTP | DIP+PIP | DIP+MTP | PIP+MTP | DIP+PIP+MTP |
|---|---|---|---|---|---|---|---|
| links | 1 | 2 | 3 | 4 | 5 | 6 | 7 |
| 1. Zeh | | | | | | | |
| 2. Zeh | | | | | | | |
| 3. Zeh | | | | | | | |
| 4. Zeh | | | | | | | |
| 5. Zeh | | | | | | | |
| rechts | 1 | 2 | 3 | 4 | 5 | 6 | 7 |
| 1. Zeh | | | | | | | |
| 2. Zeh | | | | | | | |
| 3. Zeh | | | | | | | |
| 4. Zeh | | | | | | | |
| 5. Zeh | | | | | | | |

**151** Gelenkbefall    1 symmetrisch     2 asymmetrisch

**Abschlußuntersuchung**

**153**  Bestrahlungszeit pro Nagel
1 = 40 s (4 Wochen)
2 = 50 s (5 Wochen)
3 = 60 s (6 Wochen)
4 = > 6 Wochen

**154**  Handlichkeit des Gerätes   1 gut   2 mäßig   3 schlecht

**155**  Zumutbarkeit der Länge der Bestrahlung
1 zumutbar   2 unzumutbar

**156**  PAS-Index bei Entlassung _____

**157**  1 = 0              5 = 0,7 – 0,8     8 = 1,6 – 2,0     11 = 3,1 – 6,5
2 = 0,1 – 0,2     6 = 0,9 – 1,0     9 = 2,1 – 2,5     12 = 6,6 – 10
3 = 0,3 – 0,4     7 = 1,1 – 1,5     10 = 2,6 – 3,0    13 = > 10
4 = 0,5 – 0,6

**158**  B-Zusatz bei Entlassung _____

**159**  1 = 0              4 = 0,5 – 0,6     7 = 1,1 – 1,5     10 = 2,6 – 3,0
2 = 0,1 – 0,2     5 = 0,7 – 0,8     8 = 1,6 – 2,0     11 = > 3
3 = 0,3 – 0,4     6 = 0,9 – 1,0     9 = 2,1 – 2,5

■   **Unterlagen zur Rückmeldung für Patienten**

Dr. med. M. A. Brinkmann
TOMESA-Fachklinik
Riedstr. 18
36364 Bad Salzschlirf

*Sehr geehrte/r Frau/Herr Mustermann,*

*vor ca. 6 Monaten ist bei Ihnen eine Nagelbestrahlung in der TOMESA-Klinik durchgeführt worden. Damals habe ich Ihnen intensiv die unterschiedlichen Nagelveränderungen bei Schuppenflechte erklärt und Ihre eigenen Veränderungen an den Nägeln auch aufgezeichnet. Ihren damaligen Nagelzustand finden Sie in den beiliegenden Tabellen in den Spalten mit der Bezeichnung „vor".*
*Wie während des stationären Aufenthaltes schon besprochen, möchte ich Sie nun bitten, Ihren jetzigen Nagelzustand in die vorgefertigten Tabellen einzuzeichnen.*
*Die unterschiedlichen Begriffe und Abkürzungen werden zu Beginn noch einmal ausführlich erklärt. Ich bitte Sie, mir die ausgefüllten Unterlagen baldmöglichst an die oben aufgeführte Adresse zurückzuschicken.*
*Ein frankierter Umschlag liegt bei, so daß Ihnen durch die Zurücksendung keine Unkosten entstehen. Für Ihre Mitarbeit darf ich Ihnen schon jetzt danken. Sie unterstützen meine Bemühungen, die Nageltherapie weiter zu verbessern.*

*Mit freundlichen Grüßen*

*Dr. med. M. A. Brinkmann*

## Nagelschuppenflechte (Psoriasis)

### Abkürzungen

Tü.  = Tüpfel
Öl.  = Ölfleck
Ony. = Onycholyse
s. K. = subunguale Keratose
Dys. = Onychodystrophie

### Begriffserklärungen

**Tüpfel:** Grübchenförmige Einziehungen in der Nagelplatte, die vereinzelt oder in Gruppen angeordnet auftreten.

**Ölfleck:** Bräunlicher, rötlicher oder bläulicher Fleck in der Nagelplatte.

**Onycholyse:** Loslösung der Nagelplatte vom Nagelbett. An der losgelösten Stelle zeigt der Nagel sich weißlich oder gelblich verändert. Die Nagelplatte ist nicht verdickt.

**Subunguale Keratose:** Die Nagelplatte ist weißlich gelblich verändert und verdickt. Unter der Nagelplatte läßt sich krümeliges Material entfernen. Die Oberfläche der Nagelplatte ist noch erhalten.

**Onychodystrophie:** Die Nagelplatte ist verdickt, und die normal glatte Nageloberfläche ist zerstört. Der gesamte Nagel kann bereits krümelig zerfallen sein.

1. Finger = Daumen
2. Finger = Zeigefinger
3. Finger = Mittelfinger
4. Finger = Ringfinger
5. Finger = kleiner Finger
(Entsprechendes gilt auch für die Zehenverteilung)

**vor:** Nagelzustand vor Beginn der Nagelbestrahlung

**nach:** Nagelzustand zum jetzigen Zeitpunkt

# Nagelschuppenflechte (Psoriasis)

## Patient

Name _____

Vorname _____

Anschrift _____

## Nagelpsoriasis (Hand)

| Nagelbefall | | frei | | Tü. | | Öl. | | Ony. | | s. K. | | Dys. | | Tü.+Öl. | | Tü.+Ony. | | Tü.+s. K. | | Öl.+Ony. | | Öl.+s. K. | | Tü.+Öl. +Ony. | | Tü.+Öl. +s. K. | |
|---|---|---|---|---|---|---|---|---|---|---|---|---|---|---|---|---|---|---|---|---|---|---|---|---|---|---|---|
| | | 0 | | 1 | | 2 | | 3 | | 4 | | 5 | | 6 | | 7 | | 8 | | 9 | | 10 | | 11 | | 12 | |
| links | | vor | nach | vor | nach | vor | nach | vor | nach | vor | nach | vor | nach | vor | nach | vor | nach | vor | nach | vor | nach | vor | nach | vor | nach | vor | nach |
| 160 | 1. Finger | | | | | | | | | | | | | | | | | | | | | | | | | | |
| 161 | 2. Finger | | | | | | | | | | | | | | | | | | | | | | | | | | |
| 162 | 3. Finger | | | | | | | | | | | | | | | | | | | | | | | | | | |
| 163 | 4. Finger | | | | | | | | | | | | | | | | | | | | | | | | | | |
| 164 | 5. Finger | | | | | | | | | | | | | | | | | | | | | | | | | | |
| rechts | | vor | nach | vor | nach | vor | nach | vor | nach | vor | nach | vor | nach | vor | nach | vor | nach | vor | nach | vor | nach | vor | nach | vor | nach | vor | nach |
| 165 | 1. Finger | | | | | | | | | | | | | | | | | | | | | | | | | | |
| 166 | 2. Finger | | | | | | | | | | | | | | | | | | | | | | | | | | |
| 167 | 3. Finger | | | | | | | | | | | | | | | | | | | | | | | | | | |
| 168 | 4. Finger | | | | | | | | | | | | | | | | | | | | | | | | | | |
| 169 | 5. Finger | | | | | | | | | | | | | | | | | | | | | | | | | | |

## Nagelpsoriasis (Fuß)

| Nagelbefall | | frei | | Tü. | | Öl. | | Ony. | | s. K. | | Dys. | | Tü.+Öl. | | Tü.+Ony. | | Tü.+s. K. | | Öl.+Ony. | | Öl.+s. K. | | Tü.+Öl. +Ony. | | Tü.+Öl. +s. K. | |
|---|---|---|---|---|---|---|---|---|---|---|---|---|---|---|---|---|---|---|---|---|---|---|---|---|---|---|---|
| | | 0 | | 1 | | 2 | | 3 | | 4 | | 5 | | 6 | | 7 | | 8 | | 9 | | 10 | | 11 | | 12 | |
| links | | vor | nach | vor | nach | vor | nach | vor | nach | vor | nach | vor | nach | vor | nach | vor | nach | vor | nach | vor | nach | vor | nach | vor | nach | vor | nach |
| 170 | 1. Zeh | | | | | | | | | | | | | | | | | | | | | | | | | | |
| 171 | 2. Zeh | | | | | | | | | | | | | | | | | | | | | | | | | | |
| 172 | 3. Zeh | | | | | | | | | | | | | | | | | | | | | | | | | | |
| 173 | 4. Zeh | | | | | | | | | | | | | | | | | | | | | | | | | | |
| 174 | 5. Zeh | | | | | | | | | | | | | | | | | | | | | | | | | | |
| rechts | | vor | nach | vor | nach | vor | nach | vor | nach | vor | nach | vor | nach | vor | nach | vor | nach | vor | nach | vor | nach | vor | nach | vor | nach | vor | nach |
| 175 | 1. Zeh | | | | | | | | | | | | | | | | | | | | | | | | | | |
| 176 | 2. Zeh | | | | | | | | | | | | | | | | | | | | | | | | | | |
| 177 | 3. Zeh | | | | | | | | | | | | | | | | | | | | | | | | | | |
| 178 | 4. Zeh | | | | | | | | | | | | | | | | | | | | | | | | | | |
| 179 | 5. Zeh | | | | | | | | | | | | | | | | | | | | | | | | | | |

**180  Pigmentation**

Sind die Nägel stärker pigmentiert (dunkler) als vor der Bestrahlung?

0 nein          1 ja

# Literatur

1 Andressen C, Henseler T: Die Erblichkeit der Psoriasis: Eine Analyse von 2035 Familienanamnesen. Hautarzt 33, 214–217 (1982)

2 Asboe-Hansen G: Psoriasis in childhood. In: Farber EM, Cox AJ: Psoriasis: Proceedings of the International Symposium on Psoriasis, Stanford, California. Stanford University Press (1971)

3 Baden HP, Zaias N: Nails. In: Fitzpatrick TB, Eisen AZ, Wolff K: Dermatology in General Medicine (1989)

4 Barth J: PUVA-Therapie in der früheren DDR – Umfrage zu Langzeitnebenwirkungen. Akt. Dermatol. 19, 181–182 (1993)

5 Barth J, Meffert H, Schiller F, Sönnichsen N: 10 Jahre PUVA-Therapie in der DDR – Analyse zum Langzeitrisiko. Z. Klin. Med. 42, 889–892 (1987)

6 Bean WB: Nail Growth: a twenty year study. Arch. Int. Med. III 476–482 (1963)

7 Becker J: Vermehrtes Vorkommen von Dermatosen bei Nikotin- und Alkoholabusus. Hautarzt 46, 735 (1995)

8 Bentler B: Klinischer Verlauf stationärer Psoriasispatienten in der Göttinger Universitäts-Hautklinik 1980–1984. Dissertationsarbeit Göttingen 1988

9 Berne B, Fischer T, Michaelsson G: Long-term safety of trioxsalen bath PUVA treatment: an 8-year follow up of 149 psoriasis patients. Photodermatol. 1, 18–22 (1984)

10 Berns A: Umfrage von Andreas Berns zur Psoriasis (1995)

11 Binazzi M, Calandra P, Lisi P: Statistical association between psoriasis and diabetes: Further results. Arch Dermatol. Res. 254, 43–48 (1975)

12 Bodmer WF, Bodmer JG: Evolution and function of the HLA-System. Br. Med. Bull. 34, 309–316 (1978)

13 Bosse K, Hünecke P: Krankheitsabhängiges Verhalten von Psoriasispatienten, Ärzten und Pflegepersonal im Krankenhaus. Akt. Dermatol. 8, 163–166 (1982)

14 Bosse K, Teichmann AT: Der Krankheitswert der Psoriasis. Beobachtungen zu Persönlichkeit und Umweltbeziehungen des Kranken. Hautarzt 23, 122–125 (1972)

15 Bosse K, Teichmann AT: Psychische Probleme bei Psoriasis-Kranken. Arch. Derm. Forsch. 244, 558–560 (1972)

16 Braathen LR, Botten G, Bjerkedal T: Psoriatics in Norway. A questionnaire study on health status, contact with paramedical professions and alcohol and tobacco consumption. Acta. Derm. Venerol. Supplement 142, 9–12 (1989)

17 Braun-Falco O: Neuere Aspekte zur Pathogenese der Hauterscheinungen bei Psoriasis vulgaris. Hautarzt 27, 363–374 (1976)

18 Braun-Falco O: Zum Problem der Psoriasis vulgaris. Jpn. J. Dermatol. 78, 558–588 (1968)

19 Braun-Falco O, Burg G, Farber EM: Psoriasis. Eine Fragebogenstudie bei 536 Patienten. Münch. Med. Wochensch. 114 (23), 1105–1110 (1972)

20 Braun-Falco O, Hofmann C, Plewig G: Photochemotherapie. Ein neues therapeutisches Prinzip zur Behandlung der Psoriasis und anderer Hautkrankheiten. MMW 120, 401–402 (1978)

21 Braun-Falco O, Plewig G, Wolff HH: Dermatologie und Venerologie. Springer Verlag Berlin Heidelberg New York (1996)

22 Bremer-Schulte MA, Cormane RH, van Dijk E, Wuite J: Gruppenbehandlung der Psoriasis nach der Duo-Formel. Hautarzt 36, 617–621 (1985)

23 British photodermatology group: British photodermatology group guidelines for PUVA. Br. J. Dermatol. 130, 246–255 (1994)

24 Bulbul R, Williams WV, Schumacher HR: Psoriatic Arthritis. Postgraduate Medicine 97, 4 (1995)

25 Calzavara-Pinton PG, Ortel B, Carlino AM, Hönigsmann H, De Panifis G: Phototesting and phototoxic side effects in bath PUVA. J. Am. Acad. Dermatol. 28, 657–659 (1993)

26 Chaput JC, Poynard T, Naveau S, Penso D, Durrmeyer O, Supplisson D: Psoriasis, alcohol and liver disease. Br. Med. J. 291, 25 (1985)

27 Christophers E, Krueger G: Psoriasis. In: Fitzpatrik T, Eisen AZ, Wolff K, Freedberg IM, Austen KF: Dermatology in general medicine, McGraw-Hill New York (1987)

28 Christophers E, Henseler T: Contrasting disease patterns in psoriasis and atopic dermatitis. Arch. Dermatol. Res. 279, 48–51 (1987)

29 Collins P, Rogers S: Bath-water compared with oral delivery of 8-methoxypsoralen PUVA-therapy for chronic plaque psoriasis. Br. J. Dermatol. 127, 392–395 (1992)

30 Daniel RC: The Nail. I. J. Dermatol. 27, 3 (1988)

31 David M, Lowe MJ, Halder RM, Borok M: Serum 8-methoxypsoralen concentrations after bath water delivery of 8-MOP plus UVA. J. Am. acad. Dermatol. 23, 931–932 (1990)

32 Dihlmann W: Gelenk- und Wirbelsäulenveränderungen – Klinische Radiologie. Thieme Verlag Stuttgart

33 Djawari D: Erworbene Schädigungen der Nägel. Akt. Dermatol. 20, 326 (1994)

34 Eccles JT, Wright V: Psoriatic Arthritis – Clinical Aspects and Management. Dermatol. Clin. 2, 3 (1984)

35 Edelsohn RL: Update on photopheresis. Prog. Dermatol. 23, 1–7 (1989)

36 Elder JT, Nair RP, Voorhees JJ: Epidemiology and the Genetics of Psoriasis. J. Invest. Dermatol. Supplement 102, 6 (1994)

37 El Mofty AM: A preliminary clinical report on the treatment of leukoderma with Ammi maius Linn. J. R. Egy. med. Ass. 31, 651–665 (1948)

38 Falke G: Probleme des Psoriatikers in der Gesellschaft aus der Sicht des Patienten. Akt. Dermatol. 8, 167–169 (1982)

39 Farber EM: Epidemiology: Natural history and genetics. In: Roenigk HH, Maibach HI: Psoriasis. Marcel Dekker New York (1990)

40 Farber EM, Bright RD, Nall L: Psoriasis. A Questionnaire survey of 2144 patients. Arch. Dermatol. 98, 248–259 (1968)

41 Farber EM, Cox AJ: Psoriasis. Stanford University Press (1971)

42 Farber EM, Nall L: Epidemiologic in psoriasis research. Hawaii Med. J. 41 (11), 430–442 (1982)

43 Farber EM, Nall L: Guttate Psoriasis. Cutis 51, 157–164 (1993)

44 Farber EM, Nall L: Nail Psoriasis. Cutis 50, 174–178 (1992)

45 Farber EM, Nall L: The natural history of psoriasis in 5600 patients. Dermatologica 148, 1–18 (1974)

46 Finlay AY, Kelly SE: Psoriasis – index of disability. Clin. Exp. Dermatol. 12, 8–11 (1987)

47 Fischer T, Alsins J: Treatment of psoriasis with trioxsalen baths and dysprosium lamps. Acta. Derm. Venerol. (Stockh) 56, 383–390 (1976)

48 Fredicksson T: Psoriasis area and severity index. Dermatologica 157, 238–247 (1978)

49 Fritz K: Erfolgreiche Lokalbehandlung der Nagelpsoriasis mit 5-Fluorouracil. Z. Hautkr. 64, 1083–1088 (1988)

50 Galosi A, Pullmann H, Steigleder GK: Abnormal epidermal cell proliferation on the elbow in psoriatic and normal skin. Arch. Dermatol. 267, 105–107 (1980)

51 Gast W, Walther TH, Rytter M, Barth J, Haustein UF: Vitalitätsverlust polymorphkerniger neutrophiler Granulozyten durch 5- bzw. 8-Methoxypsoralen und UV-Strahlung. Dermatol. Mschr. 170, 719–722 (1984)

52 George SA, Ferguson F: Unusual pattern of phototoxic burning following trimethylpsoralen (TMP) bath photochemotherapy (PUVA). Br. J. Dermatol. 127, 444–445 (1992)

53 Gieler U, Stangier U, Schulze C: Mein Schuppenpanzer schützt mich! Persönlichkeitsbild und Körperbeschwerden bei Psoriasis-Patienten. Z. Hautkr. 61, 572–576 (1986)

54 Gilbert A, Rodgers D, Roenigk H jr.: Personality evaluation in psoriasis. Clin. Q. 40, 147–152 (1973)

55 Gottlieb AB, Krueger JG: HLA region genes an immune activation in the pathogenesis of psoriasis. Arch. Dermatol. 126, 1083–1085 (1990)

56 Greaves MW, Weinstein GD: Treatment of Psoriasis. New Engl. J. Med. 332, 9 (1995)

57 Grunnett E: Alcohol consumption in psoriasis. Dermatologica 149, 136–139 (1974)

58 Gupta MA, Schork NJ, Gupta AK, Ellis CN: Alcohol intake and treatment responsiveness of psoriasis: A prospective study. J. Am. Acad. Dermatol. 28, 730–732 (1993)

59 Gunawardena DA, Gunawardena KA, Vasanthanathan NS et al: Psoriasis in Sri-Lanka – a computer analysis of 1366 cases. Br. J. Dermatol. 98, 85–96 (1978)

60 Hamilton JB, Terada H, Mestler GE: Studies of growth throughout the life span in Japanese; Growth and size of nails and their relationship to age, sex, hereditary and other factors. J. Gerontology 10, 401–414 (1955)

61 Haneke E: Nagelerkrankungen. In: Hornstein OP: Therapie der Hautkrankheiten. Thieme Stuttgart (1985)

62 Hannuksela M, Karvonen J: Carcinogenicity of trioxsalen bath PUVA. J. Am. Acad. Dermatol. 21, 813–814 (1989)

63 Harber LC, Bickers DR: Photosensitivity diseases: principles of diagnosis and treatment. Decker Toronto (1989)

64 Healy E, Rogers S: PUVA-treatment for alopecia areata – does it work? A retrospective review of 102 cases. Br. J. Dermatol. 129, 42–44 (1993)

65 Helander I, Jansen CT, Meurmann L: Long-term PUVA efficacy of PUVA treatment in lichen planus: comparison of oral and external methoxsalen regimes. Photodermatol. 4, 265–268 (1987)

66 Hellgren L: Psoriasis. Prevalence, inheritance and association with other skin and rheumatic diseases. Almquist & Wiksell, Stockholm (1967)

67 Hellgren L: Psoriasis: A statistical, clinical and laboratory investigation of 255 psoriatics and matched healthy controls. Acta. Derm. Venerol. 44, 191–207 (1964)

68 Henseler T, Christophers E: Psoriasis of early and late onset: characterization of two types of psoriasis vulgaris. J. Am. Acad. Dermatol. 13, 450–456 (1985)

69 Henseler T, Christophers E, Hönigsmann H, Wolff K: Skin tumors in the european PUVA study. J. Am. Acad. Dermatol. 16, 108–116 (1987)

70 Henseler T, Wolff K, Hönigsmann H, Christophers E: Oral 8-methoxypsoralen photochemotherapy of psoriasis. Lancet 1, 853–857 (1981)

71 Hewitt D, Hillmann R: Relation between rate of nail growth in pregnant women an estimated previous general growth rate. Am. J. Clin. Nutrition 19, 436 (1966)

72 Higgins EM, Peters TJ, du Vivier AWP: Smoking, Drinking and Psoriasis. Br. J. Dermatol. 129, 749–750 (1993)

73 Higgins EM, du Vivier AWP: Alcohol abuse and treatment resistance in skin disease. J. Am. Acad. Dermatol. 28, 730–732 (1993)

74 Hoede K: Zur Frage der Erblichkeit der Psoriasis. Hautarzt 8, 433 (1957)

75 Hönigsmann H, Wolff K, Fitzpatrick TB, Pathak MA, Parrish JA: Oral photochemotherapy with psoralens and UVA (PUVA): principles and practice. In: Fitzpatrick T, Eisen AZ, Wolff K, Freedberg IM, Austen KF: Dermatology in general medicine. McGraw-Hill New York (1987)

76 Holzmann H, Krapp R, Hoede N, Morsches B: Exogeneous and endogeneous provocation of psoriasis. Arch. Dermatol. Forsch. 249, 1–12 (1974)

77 Hornstein OP: Compendia Rheumatologica – Veränderungen der Haut und Mundschleimhaut bei rheumatischen Erkrankungen. Mathies H, Wagenhäuser FJ, EULAR Verlag Basel, Schweiz

78 Huuskonen H, Koulu L, Wilen G: Quantitative determination of methoxsalen in human serum, suction blister fluid and epidermis by gas chromatography mass spectrometry. Photodermatol 1, 137–140 (1984)

79 Joblings RG: Psoriasis – a preliminary questionnaire study of sufferers subjective experience. Clin. Exp. Dermatol. 1, 233–236 (1976)

80 Kammerau B, Klebe U, Zesch A, Schaefer H: Penetration, permeation, and resorption of 8-methoxypsoralen – comparative in vitro and in vivo studies after topical application of four standard preparations. Arch. Dermatol. Res. 255, 31–42 (1976)

81 Karvonen J: HLA-antigens in psoriasis with special reference to the clinical type, age of onset, exacerbations after respiratory infections and occurrence of arthritis. Ann. Clin. Res. 7, 301–311 (1975)

82 Kavli G, Forde OH, Arnesen E, Stenvold SE: Psoriasis: Familial predisposition and environmental factors. Br. Med. J. 291, 999–1000 (1985)

83 Kerscher M, Lehmann P, Plewig G: PUVA-Bad-Therapie. Der Hautarzt 45, 526–528 (1994)

84 Kerscher M, Plewig G, Lehmann P: Kombinationstherapie der Psoriasis vulgaris mit einem Schmalspektrum UVB-Strahler und Calcipotiol. Akt. Dermatol. 20, 151–154 (1994)

85 Kerscher M, Plewig G, Lehmann P: PUVA-Bad-Therapie mit 8-Methoxypsoralen zur Behandlung von palmoplantaren Dermatosen. Z. Hautkr. 69, 110–112 (1994)

86 Kerscher M, Sander C, Röcken M, Lehmann P, Kaudewitz P: Pagetoide Retikulose: Therapie mit PUVA-Bädern. In: Plewig G, Korting HC (Hrsg): Fortschritte der praktischen Dermatologie und Venerologie. Bd. 14, Springer Berlin Heidelberg New York, S 440–441 (1995)

87 Kerscher M, Volkenandt M, Meurer M, Lehmann P, Plewig G, Röcken M: PUVA-bath-photochemotherapy of localised scleroderma. J. Invest. Dermatol. 103, 434 (1994)

88 Kerscher M, Volkenandt M, Meurer M, Lehmann P, Plewig G, Röcken M: Treatment of localised scleroderma with PUVA bath photochemotherapy. Lancet 343, 1233 (1994)

89 Kinaciyan T, Perl S, Hönigsmann H, Ortel B: Photochemotherapie der Psoriasis mit 8-Methoxypsoralen plus Breitband UVA oder 311 nm UVB. Tagungsvortrag „Photodermatologe 1992", Düsseldorf 13.–15. März 1992

90 Koulu LM, Jansen CT: Skin phototoxicity variations during repeated bath PUVA exposures to 8-methoxypsoralen and trimethylpsoralen. Clin. Exp. Dermatol. 9, 64–69 (1984)

91 Krueger GG, Duvic M: Epidemiology of Psoriasis: Clinical Issues. J. Invest. Dermatol. Supplement 102, 6 (1994)

92 Krueger GG, Eyre RW: Trigger Factors in Psoriasis. Dermatol. Clin. 2, 3 (1984)

93 Krutman J: Dermatologische Phototherapie. Hautarzt 42, 407–414 (1991)

94 Landherr G, Braun-Falco O, Hofmann C, Plewig G, Galosi A: Fingernagelwachstum bei Psoriatikern unter PUVA-Therapie. Hautarzt 33, 210–213 (1982)

95 Le Gros C, Buxton LH, Dudley P: Studies in nail growth. Br. J. Derm & Syph. 50, 221–235 (1938)

96 Lewin K, De Wit S, Ferrington RA: Pathology of the fingernail in psoriasis. Br. J. Derm. 86, 555 (1972)

97 Lindelöf B, Sigurgeirsson B, Tegner E, Larkö O, Berne B: Comparison of the carcinogenic potential of trioxsalen bath PUVA and oral methoxsalen PUVA. Arch. Dermatol. 128, 1341–1344 (1992)

98 Lomholt G: Psoriasis: prevalence, spontaneous course, and genetics: A census study of the prevalence of skin diseases on the Faroe Islands. G.E.C. GAD Copenhagen (1963)

99 Lowe N, Weingarten D, Bourget T, Moy L: PUVA therapy for psoriasis: comparison of oral and bath-water delivery of 8-methoxypsoralen. J. Am. Acad. Dermatol. 14, 754–760 (1986)

100 Matthes HR: Der empfindliche Nagel. H+G Band 68, Heft 6, 351–357 (1993)

101 McHenry PM, Doherty VR: Psoriasis: an audit of patients views and the disease and its treatment. Br. J. Dermatol. 127, 13–17 (1992)

102 Meffert H, Rowe E, Miehe M, Sönnichsen N: Differenzierung von antipsoriatischer und phototoxischer Effektivität bei topischer PUVA-Therapie. Hautarzt 37, 90–93 (1986)

103 Melski JW, Stern RS: The separation of susceptibility to psoriasis from age and onset. J. Invest. Dermatol. 77 (6), 474–477 (1981)

104 Melski JW, Tanenbaum L, Parrish JA, Fitzpatrick TB, Bleich HL: Oral methoxsalen photochemotherapy for the treatment of psoriasis: a cooperative clinical trial. J. Invest. Dermatol. 68, 328–335 (1974)

105 Mills CM, Srivastava ED, Harvey IM, Swift GL, Newcombe RG, Holt PJA, Rhodes J: Smoking habits in psoriasis: a case control study. Br. J. Dermatol. 127, 18–21 (1992)

106 Mollin L: Psoriasis. A study of the curses and degree of severity, joint involvement, socio-medical conditions, general morbidity and influences of selection

factors among previously hospitalisized psoriatics. Acta. Dermotovenerol. Supplement 72, 53, 1 – 125 (1973)

107 Monk BE, Neill SM: Alcohol consumption and psoriasis. Dermatologica 173, 57 – 60 (1986)

108 Morawa H: Einführung in die Lepra-Arbeit. Aussätzigen Hilfswerk, München (1982)

109 Morse RM, Perry HO, Hurt RD: Alcoholism and psoriasis. Alcohol. Clin. Exp. Res. 9, 396 – 399 (1985)

111 Müller J, Kordaß D, Boonen HPJ: UV-Therapie der Nagelpsoriasis. Akt. Dermatol. 17, 166 – 196 (1991)

112 Naldi L, Parrazini F, Pescerio A, Fornosa CV, Grosso G, Rossi F et al: Familiy history, smoking habits, alcohol consumption and risk of psoriasis. Br. J. Dermatol. 127, 18 – 21 (1992)

113 Naldi L, Tognoni G, Cainelli T: Analytic Epidemiology in Psoriasis. J. Invest. Dermatol. 102 (6) Supplement 19 – 23 (1994)

114 Nanda A, Kaur S, Kaur I et al: Childhood Psoriasis: an epidemiologic survey of 112 patients. Ped. Dermatol. 7, 19 – 21 (1990)

115 Nasemann T, Sauerbrey W: Lehrbuch der Hautkrankheiten und venerischen Infektionen. Springer Verlag Berlin (1987)

116 Neild VS, Scott LV: Plasma levels of 8-methoxypsoralen in patients receiving topical 8-methoxypsoralen. Br. J. Dermatol. 106, 199 – 203 (1982)

117 Norrlind R: Significance of infections or origination of psoriasis. Acta. Rheum. Scand. 1, 135 (1954)

118 Nyfors A, Lemhold K: Psoriasis in children: A short review and a survey of 245 cases. Br. J. Dermatol. 92, 437 – 442 (1975)

119 Odom RB, Stein KM, Maibach HI: Congenital painful aberrant hyponychium. Arch. Derm. 110, 89 – 90 (1974)

120 O'Doherty CJ, MacIntyre C: Palmoplantar pustulosis and smoking. Br. J. Dermatol. 291, 861 – 864 (1985)

121 Office of population cencuses and surveys Cigarette smoking 1972 to 1988. HMSO, London (1990)

122 Parker SG, Diffey DC: The transmission of optical radiation through human nails. Brit. J. Dermatol. 108, 11 – 16 (1983)

123 Parrish JA, Fitzpatrick TB, Tanenbaum L, Pathak MA: Photochemotherapy of psoriasis with oral methoxsalen and long wave ultraviolet light. New Engl. J. Med. 291, 1207 – 1212 (1974)

124 Peachey RDG, Pye J, Harman RRM: Traitment of psoriatic nail dystrophy with intradermal steroid injections. Brit. J. Dermatol. 95, 75 – 78 (1977)

125 Pfau A, Hohenleutner S, Hein R, Landthaler M: Bade-PUVA-Therapie. H + G Band 69, Heft 8, 518 – 522 (1994)

126 Pfister R: Krankheiten der Nägel. In: Korting GW: Dermatologie in Praxis und Klinik. Bd. III, Thieme Stuttgart (1979)

127 Poikolainen K, Reunala T, Karvonen J et al: Alcohol intake: a risk factor for psoriasis in young and middle-age men? Br. Med. J. 300, 780 – 783 (1990)

128 Powell F, Young M, Barnes J: Psoriasis in Ireland. Irish. J. Med. Sci. 151, 109 – 113 (1982)

129 Potter EM, McEwen C: Psoriatic Arthritis: Clinical Features with Particular Reference to Distal Interphalangeal Joint Involvement. Br. J. Rheumatol. 31, 1 (1992)

130 Ramsay B, O'Reagan M: A survey of the social and psychological effects of psoriasis. Br. J. Dermatol. 118, 195 – 201 (1988)

131 Rassner G: Erythematosquamöse Dermatosen-Psoriasis. In: Korting GW: Dermatologie in Praxis und Klinik. Georg Thieme Verlag Stuttgart

132 Rassner G, Steinert U: Dermatologie. Lehrbuch und Atlas. Urban & Schwarzenberg München (1990)

133 Rechenberger HG: Die psychische Situation der chronisch Hautkranken. Akt. Dermatol. 8, 153 – 156 (1982)

134 Roenigk HH, Caro WA: Scin cancer in the PUVA – 48 cooperative study. J. Am. Acad. Dermatol. 4, 319 – 324 (1981)

135 Röcken M, Kerscher M, Volkenandt M, Plewig G: Balneophototherapie. Hautarzt 46, 437 – 450 (1995)

136 Rohde B: Psoriasis-Kompendium. Beiträge zur Dermatologie, Bd. 2, Straube Erlangen

137 Salamon T: Zur Frage der Erblichkeit der Psoriasis. Zeitschrift für Dermatologie 181 (1995)

138 Samman PD: Psoriasis. In: Samman PD, Fenton DA: The Nails in Disease. William Heinemann Medical Books, London (1986)

139 Schaefer-Korting M, Korting HC: Intraindividual variations of 8-methoxypsoralen plasma levels. Arch. Dermatol. Res. 272, 1 – 7 (1982)

140 Schalla W, Schaefer H: Mechanism op penetration of drugs into the skin. In: Brandau R, Lippold BH (eds): Dermal and epidermal absorption. Wissenschaftliche Verlagsgesellschaft Stuttgart pp 41 – 72 (1982)

141 Scher RK: The Nails. In: Roenigk HH, Maibach HI: Psoriasis. Marcel Dekker New York (1990)

142 Schnyder UW: Genetik der Psoriasis. Arch. Klin. Exp. Dermatol. 227, 143 (1966)

143 Schröpl F: Klimatherapie. Von Papen Medizin Verlag (1993)

144 Schröpl F: Praktische Lebenshilfe für den Psoriatiker – Patientenführung in der dermatologischen Praxis. Akt. Dermatol. 8, 170 – 172 (1982)

145 Seville RH: Psoriasis and stress. Br. J. Dermatol. 97, 297 – 302 (1977)

146 Stankler L: The effects of psoriasis on the sufferer. Clin. Exp. Dermatol. 6, 303 – 306 (1981)

147 Steigleder GK: Dermatologie und Venerologie. Thieme Verlag Stuttgart (1992)

148 Steigleder GK: Formen der Nagelveränderungen. In: Therapie der Hauterkrankungen. Thieme Stuttgart (1986)

149 Steigleder GK, Orfanos C: Provozierte Psoriasis. Hautarzt 18, 508 – 514

150 Stern RS, Laird N: The carcinogenic risk of treatments of severe psoriasis. Cancer 73, 2759 – 2764 (1994)

151 Stern LS, Thibodeau LA, Kleinermann RA, Parrish JA, Fitzpatrick TB: Risk of cutaneous carcinoma in patients treated with oral methoxsalen photochemotherapy for psoriasis. New Engl. J. Med. 300, 809–813 (1979)

152 Suarez-Almazor MR, Russel AS: The genetic of psoriasis. Haplotyp sharing in sibs with the disease. Arch. dermatol. 126, 1040–1043 (1990)

153 Thomas SE, O'Sullivan J, Balac N: Plasma levels of 8-methoxypsoralen following oral or bath-water treatment. Br. J. Dermatol. 125, 56–58 (1991)

154 Traupe H, van Gurp PJM, Happle R, Boezeman J, van de Kerkhof PCM: Psoriasis vulgaris, fetal growth and genomic imprinting. Am. J. Med. Genet. 42, 649–654 (1992)

155 Turjanmaa K, Salo H, Reunala T: Comparison of trioxsalen bath and oral methoxsalen PUVA in psoriasis. Acta. Derm. Venerol. (Stockh) 65, 86–88 (1985)

156 Vallat VP, Gilleaudeau P, Battat L, Wolfe J, Nabeya R, Hefler N, Hodack E, Gottlig AB, Krueger JG: PUVA bath therapy strongly suppresses immunological and epidermal activation in psoriasis: a possible cellular basis for remittive therapy. J. Exp. Med. 180, 283–296 (1994)

157 van de Kerkhof PCM: Clinical features. In: Mier PD, van de Kerkhof PCM: Textbook of Psoriasis. Churchill Livingstone, Edinburgh (1986)

158 Vincenti GE, Blunden SM: Psoriasis and alcohol abuse. J.R. Army Med. Corps 133, 77–78 (1987)

159 Watson W: Psoriasis: Epidemiology and Genetics. Dermatol. Clin. 2, 3 (1984)

160 Weber G: Photochemotherapie. Informationen für Arzt und Patient. Thieme Stuttgart (1978)

161 Weinstein MZ, Ed M: Psychological Perspectives on Psoriasis. Dermatol. Clin. 2 (1984)

162 Weinstein GD, McCullough JL, Eaglstein WH et al: A clinical screening program for topical chemotherapeutic drugs in psoriasis. Arch. Dermatol. 117, 388–393 (1981)

163 Whyte HJ, Baughman RD: Acute guttate psoriasis and streptococcal infection. Arch. Dermatol. 89, 350–356 (1964)

164 Williams HC: Smoking and psoriasis. Br. Med. J. 308, 428–429 (1994)

165 Wolff K, Hönigsmann H, Gschnait F, Gilchrest B, Pathak MA, Tanenbaum L: Photochemotherapy with orally administered methoxsalen. Arch. Dermatol. 112, 943–950 (1976)

166 Zaias N: Psoriasis of the nail: a clinical pathologic study. Arch. Dermatol. 99, 567–579 (1969)

167 Zaias N: The Nail in Health and Disease. SP Medical and Scientific Books, New York (1980)

168 Zaias N: Psoriasis of the Nail Unit. Dermatol. Clin. 2, 3 (1984)

169 Zamboni S, Zanetti G, Grosso G et al: Dietary behaviours in psoriatic patients. Acta. Derm. Venerol 146, 182–183 (1989)

# Sachverzeichnis